Aljoscha Schwarz & Ronald Schweppe

Gesund und *schön* mit *Bier*

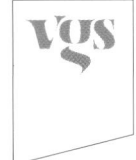

Gesund und
schön mit
Bier

Inhalt

BS-Remittende

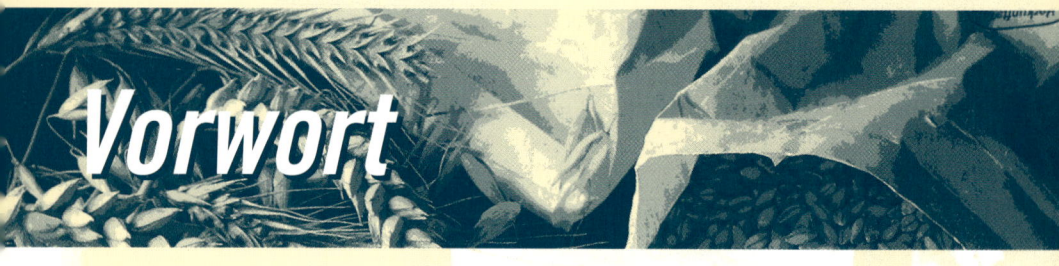

Vorwort

Wir, die Autoren dieses Buches, leben seit über 30 Jahren in München und sind aus diesem Grund bestens mit der bayrischen Bierkultur vertraut. Später lernten wir dann die Vielfalt der übrigen deutschen Biere kennen und schätzen.

Im großen und ganzen leben wir recht gesundheitsbewußt. Schließlich beschäftigen wir uns schon seit einigen Jahren publizistisch mit den unterschiedlichsten Gesundheitsthemen. Bei unseren Recherchen stießen wir auf eine Überraschung nach der anderen: Bier war nicht nur nicht ungesund, Bier schien geradezu ein Lebenselixier zu sein! Je mehr wir uns in die wissenschaftlichen Untersuchungen vertieften, die den gesundheitlichen Wirkungen des Biers nachgingen, desto erstaunter waren wir. Alle Vorurteile erwiesen sich als haltlos! Bier, so erfuhren wir, beugt Krankheiten wie Herzinfarkt vor, es stärkt die Abwehrkräfte, ist gut für Haut und Haare, fördert die Verdauung und verlängert das Leben. Und, kaum glaublich, Bier kann sogar beim Abnehmen helfen!

Im folgenden sollen Sie (fast) alles erfahren, was Sie schon immer über Bier wissen wollten. Und natürlich soll auch die Praxis nicht zu kurz kommen. Eins aber dürfte in jedem Fall sicher sein: Ob Sie nun bereits Bierkenner und -genießer sind oder es erst werden wollen – wenn Sie dieses Buch gelesen haben, werden Sie Bier mit anderen Augen sehen.

Und nun wünschen wir Ihnen eine spannende Reise durch die weite Welt des Bieres. In diesem Sinne: Prost!

A. Schwarz & R. Schweppe

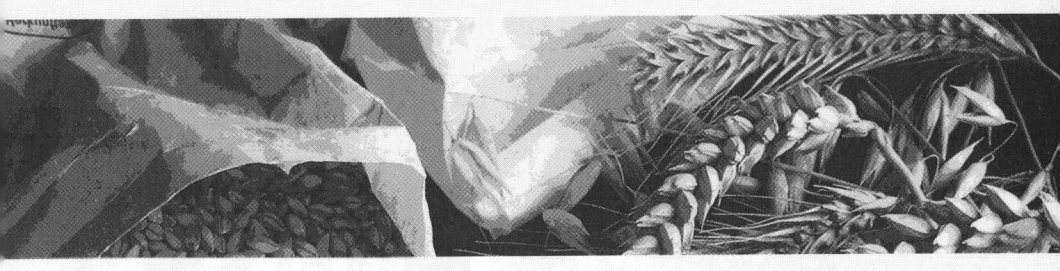

Unsere Nahrungsmittel sollen Heil-,
unsere Heilmittel Nahrungsmittel sein.

(Hippokrates)

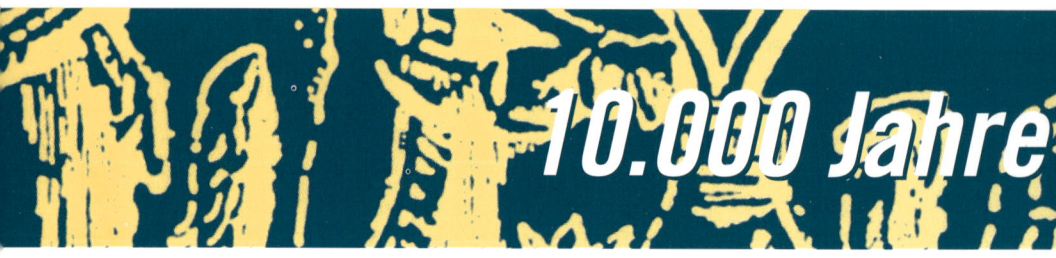

10.000 Jahre

Überall auf der Welt entdeckten die Menschen bereits vor über 10.000 Jahren, daß feuchtes Getreide mitunter eine erfrischende und leicht berauschende Substanz produzierte, die die Lebensgeister stärkte und sehr nahrhaft war. Doch es sollte noch viele tausend Jahre dauern, bis damit begonnen wurde, gezielt und bewußt Bier zu brauen.

Es war einmal...

Etwa 5.000 Jahre ist es her, daß die erste Hochkultur in Mesopotamien, dem »Zweistromland« zwischen Euphrat und Tigris im heutigen Irak, aufblühte. Es gilt heute als ziemlich sicher, daß die Sumerer die ersten waren, die Bier regelmäßig brauten. Sie verwendeten das Bier auch bereits als Heilmittel. Als das sumerische Reich zerfiel, folgte die Zeit der Babylonier, die vieles aus der sumerischen Kultur übernahmen – unter anderem natürlich auch das Bier. Doch sie entwickelten die Braukunst weiter: Immerhin gab es in Babylon bereits 20 verschiedene Biersorten! Von Babylon kam das Bier nach Ägypten – wahrscheinlich bereits schon zu der Zeit, als die Babylonier die Sumerer als Herrscher des Zweistromlandes ablösten. Die Ägypter entwickelten wie-derum ihre eigene Bierkultur und ihre eigenen Biere. Besonders beliebt war Bier, das mit Anis, Safran und Honig gewürzt wurde. Durch archäologische Funde wissen wir von zahlreichen »Bierheilmitteln«, die unter anderem gegen Hämorrhoiden, Verstopfung, Wurmbefall, Husten, Schmerzen und sogar gegen Skorpionstiche – anscheinend mit großem Erfolg – eingesetzt wurden, denn diese Heilmittel wurden noch tausend Jahre später verwandt. Aus Ägypten sind auch erstmalig die kosmetischen Wirkungen des Gerstensaftes überliefert. Im *Papyrus Ebers* findet sich ein Getränk für die Rekonvaleszenz, das heute noch empfehlenswert ist:

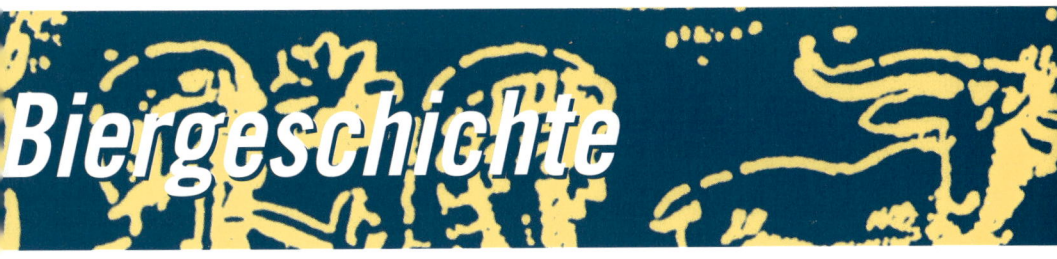

Biergeschichte

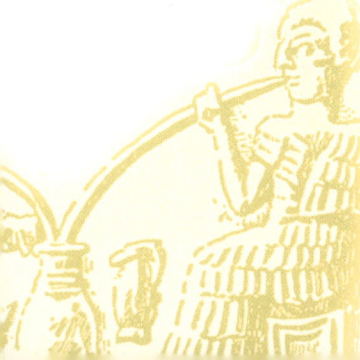

Bierland Germanien

Die Hochkulturen des Nahen Ostens sind heutzutage nicht unbedingt als Hochburgen des Biergenusses und der Bierbraukunst bekannt. War aber Bier nicht auch ein urgermanisches Getränk? Tatsächlich spricht vieles dafür, daß Bier unabhängig an verschiedenen Orten und zu verschiedenen Zeiten »erfunden« wurde. In der Tat gibt es ja fast überall auf der Welt einheimische Biere, die aus den unterschiedlichsten Grundsubstanzen gebraut werden: in Ostasien seit jeher Reisbier, in Afrika das Hirsebier und in Nord- und Mittelamerika traditionell das Maisbier – und auch die »alten Germanen« tranken ihr eigenes Bier: In bis zu 3500 Jahre alten keltischen und germanischen Gräbern fanden Archäologen nämlich Gefäße, in denen sich Reste von Bier befanden.

Die antiken Völker im Norden Europas waren noch vergleichsweise unzivilisiert, doch ihre Bierkultur war der der Römer und Griechen überlegen. Kelten und Germanen tranken bereits seit tausend Jahren ihr Bier – und wie bei den Ägyptern war es für sie der Trunk der Götter! In vielen Götter- und Heldensagen spielte das Bier eine dementsprechend große Rolle.

Hippokrates und der Gerstensaft

Kenntnisse und Fertigkeiten des Bierbrauens übernahmen die Griechen von der älteren ägyptischen Zivilisation, wenngleich sie zu diesem Getränk kein so inniges Verhältnis entwickelten wie die Ägypter. An den wunderbaren Wirkungen des Bieres auf die Gesundheit kamen sie indes nicht vorbei. So erwähnte der Arzt Hippokrates, der

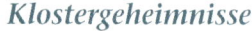

Begründer der wissenschaftlichen Heilkunde, einige Heilwirkungen des Bieres. »Verweilen wir nun kurz beim Gerstensud«, schrieb er, »der mir unter den aus Getreide gewonnenen Nahrungsmitteln am besten bei akuten Beschwerden zu sein scheint..., denn er ist ein linderndes Mittel, gleichmäßig und ausgleichend, angenehm einzunehmen, er enthält genügend Feuchtigkeit, lindert den Durst, erleichtert die Ausscheidung, stört die Verdauung nicht und bildet keine Winde.« Er empfahl

Bier unter anderem auch bei Schlaflosigkeit, Fieber und zur Entwässerung.

Als Heilmittel blieb Bier beliebt, als Getränk fand es bei den Griechen und später bei den Römern – die Bierumschläge bei Drüsenleiden als Heilmittel einsetzten – weniger Anklang. Erst als sich das Römische Reich ausdehnte, machten die Römer nähere Bekanntschaft mit dem Bier als Genußmittel, das bei den Germanen schon so lange getrunken wurde.

Klostergeheimnisse

Als in Europa das »dunkle« Mittelalter anbrach und das Christentum über die Heiden siegte, entstanden zahlreiche Klöster in Europa, besonders in Deutschland. Zur Zeit Karls des Großen, der im Jahre 800 n. Chr. Kaiser wurde, gab es allein in Bayern 300 Klöster – und bereits seit 150 Jahren brauten einige dieser Klöster Bier! Eine der wichtigsten Neuerungen der Mönche, die das Bier zu dem Getränk machten, das wir heute noch kennen, bestand darin, daß sie zum Bierbrauen Hopfen verwendeten, der dem Bier seine Würze und natürliche Haltbarkeit gibt.

Im Jahre 1040 wurde dem bayrischen Kloster Weihenstephan vom Freisinger Bischof Engilbert das Brau- und Schankrecht verliehen. Weihenstephan ist die älteste heute noch bestehende Brauerei.

Aus dem Mittelalter stammen auch die meisten »Bier-Heiligen«: St. Augustin, St. Bonifatius, St. Vitus, St. Kolumban und viele andere.

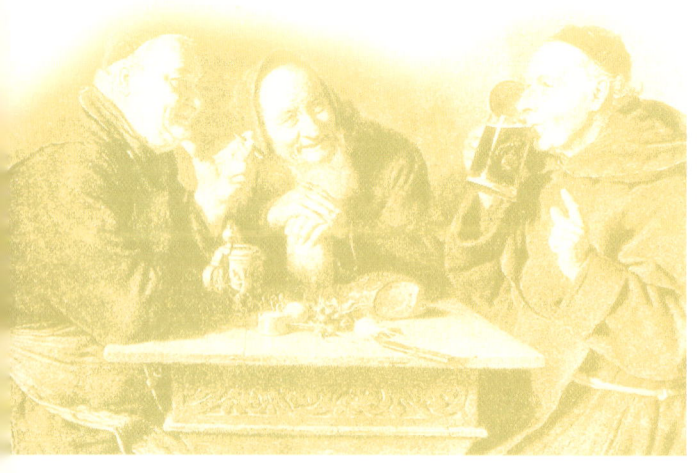

Hildegard und Paracelsus

In den Klöstern wurde auch die Heilkunst gepflegt. Aber nicht ein Mönch, sondern eine Nonne wurde die größte Heilerin des Mittelalters: Die heilige Hildegard von Bingen (1098–1179), die zahlreiche religiöse, aber auch natur- und heilkundliche Werke verfaßte. Oft heißt es bei Hildegard in ihrem Werk *causa et cura*, »Ursache und Heilung« (von Krankheiten), kurz und bündig: cerevisiam bibat – »Man trinke Bier«.

Dinkel (Weizen) und Bier sind bei Hildegard ganz besondere Heilmittel. Sie hatte nämlich auch die psychischen Wirkungen des Bieres erkannt, die heute von der Streßforschung bestätigt werden. Und so empfahl sie das Bier ganz besonders den Menschen, die unter Schwermut litten, denn Bier (in der rechten Dosis, versteht sich) hebt den Mut, fördert die Regeneration der Seelenkräfte und kräftigt den Leib.

Ein paar Jahrzehnte später geriet der berühmte deutsche Arzt und Naturforscher Philippus Aureolus Theophrastus Bombastus von Hohenheim (1493 –1541), besser bekannt als Paracelsus, ins Schwärmen, wenn er von der Heilkraft des Bieres schrieb. Cerevisia malorum divina medicina – »Bier ist eine göttliche Medizin gegen die Krankheit!« Im Gegensatz zu der heiligen Hildegard, deren Heilkunde ganz aus ihrem Glauben heraus entstand, war Paracelsus schon ein »Wissenschaftler«, der die medizinischen Glaubenssätze seiner Zeit angriff und behauptete, Krankheiten würden durch körperfremde Substanzen verursacht und ließen sich durch heilkräftige Substanzen – wie zum Beispiel Bier – bekämpfen. Seine Ansicht setzte sich zunehmend durch, und viele alte Arzneibücher führten fortan zahlreiche Heilbiere, cerevisiae medicatae, gegen nahezu jedes Leiden auf: gegen Epilepsie und Schlaganfall, Herz- und Halsbeschwerden, Ohren- und Zahnschmerzen, Magen- und Steinleiden, Gicht und Zipperlein.

Das Gute im Bier

Am 24.4.1516 erließ der bayrische Herzog Wilhelm IV. das berühmte bayrische Reinheitsgebot – eines der ältesten Lebensmittelgesetze der Welt. Von entscheidender Bedeutung ist dabei ein Satz: »Insbesondere wollen wir auch, daß fortan in unseren Städten, Märkten und auf dem Lande zum Bier nichts weiter verwendet werden soll als Gerste, Hopfen und Wasser.«

Das deutsche Reinheitsgebot

Das Reinheitsgebot gilt sinngemäß noch heute im § 9 des Deutschen Biersteuergesetzes und enthält folgende Vorschriften für das Bierbrauen:

Zur Bereitung von untergärigem Bier (beim Brauen setzt sich die entsprechende Hefesorte am Boden ab) darf nur Gerstenmalz, Hopfen, Hefe und Wasser verwendet werden. Die Bereitung von obergärigem Bier (beim Brauen sammelt sich die entsprechende Hefesorte auf der Oberfläche) unterliegt derselben Vorschrift; es ist hierbei jedoch auch die Verwendung von anderem Malz und die Verwendung von technisch reinem Rohr-, Rüben- oder Invertzucker sowie von Stärkezucker und aus Zucker der bezeichneten Art hergestellten Farbmitteln zulässig.

Deutsches Bier wird also seit etwa 500 Jahren nach strengen Vorschriften und aus nur vier Zutaten gebraut.

Wasser

Wie wichtig das Wasser für das Bier ist, geht schon daraus hervor, daß Wasser mengenmäßig den weitaus überwiegenden Teil des Bieres ausmacht: etwa 92 %. Nicht umsonst wird Wasser auch als »Körper des Bieres« bezeichnet. Jedes natürliche Wasser enthält eine charakteristische Kombination verschiedenster Mineralien. Das Münchner Wasser ist beispielsweise relativ hart und trägt so zu dem unverwechselbaren Charakter des Münchner Bieres bei. Laut den gesetzlichen Bestimmungen muß das Brauwasser lediglich den Vorschriften der Trinkwasserverordnung genügen. Doch den Brauern genügt das nicht. Sie stellen höhere Anforde-

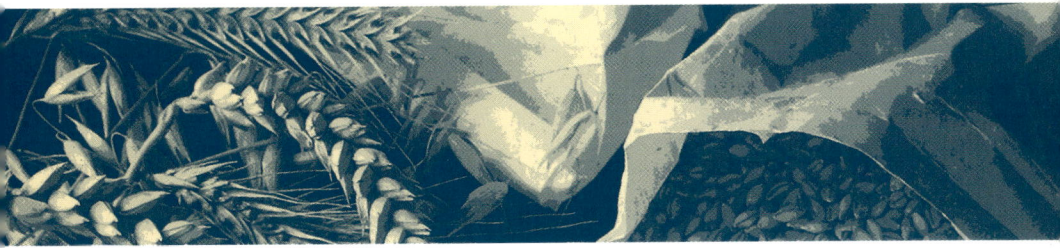

rungen an die Wasserqualität und daher verfügen viele Brauereien über eigene Quellen oder Tiefbrunnen, die ihnen besonders gutes Wasser liefern.

Hopfen

Wenn das Wasser der Körper des Bieres ist, so ist der Hopfen sein »Blut«. Erst Hopfen gibt dem Bier seine typische Würze. Jahrtausendelang wuden statt Hopfen allerlei Kräuter, beispielsweise Myrte, Schafgarbe oder Rosmarin ins Bier gemischt. Doch wer einmal gehopftes Bier getrunken hatte, der wollte wohl nicht mehr zurück zum Kräuterbier. Es waren die bierkundigen Mönche in den bayrischen Klöstern des Mittelalters, die Hopfen verwandten. Hopfen (Humulus lupulus) ist eine in Europa heimische Kletterpflanze, was aber auch bedeutet, daß sich der

Anbau mit Hilfe von komplizierten »Gerüsten« relativ aufwendig gestaltet.
Auf das gelbe Pulver der Dolden kommt es an: Das Hopfenmehl oder Lupulin gibt dem Bier das Aroma, trägt zur Schaumbildung bei und macht es auf natürliche Weise haltbarer. Aber der Hopfen ist nicht nur gut für

das Bier, sondern auch für den Menschen. Insbesondere einige der positiven Wirkungen auf die Psyche des Menschen gehen auf das Lupulin im Hopfen zurück. Die Bitterstoffe des Hopfens werden in der Medizin auch als mildes, natürliches Beruhigungsmittel eingesetzt.

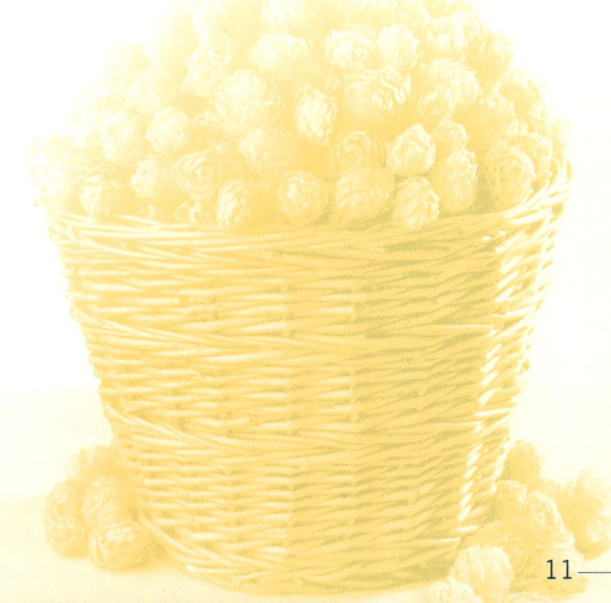

Getreide

Das Getreide ist die »Seele des Bieres«. Als die ersten urzeitlichen Biere entstanden, gab es unsere heutigen Getreidearten noch nicht, sondern nur deren wilde Vorfahren. Die heute wichtigsten Getreide sind Gerste, Weizen, Roggen, Reis, Hafer und Mais – und aus allen wird irgendwo auf der Welt Bier gebraut.

In unseren Breitengraden wird allerdings ausschließlich Gersten- und Weizenbier her-gestellt. Das Reinheitsgebot von 1516 wollte es eigent-lich noch strenger, denn es schrieb ja vor, nur Gerste zum Bier zu verwenden. Alle, die heute ihr »Weißbier« lie-ben, werden glücklich sein, daß sich nicht alle Vorschrif-ten des Reinheitsgebotes erhalten haben, denn Weiß-bier ist ein obergäriges Wei-zenbier. Untergäriges Bier muß allerdings auch heute noch mit Gerste gebraut wer-den – lediglich zu obergäri-gem Bier darf auch anderes Getreide verwendet werden! Viele der wertvollen Inhalts-stoffe des Bieres stammen vom Getreide: z. B. Minerali-en und Vitamine.

Hefe

Die Hefe ist der »Geist des Bieres«. Sie sorgt für den Alkohol und das Prickeln im Bier – das Bier wird von der Hefe erst zum Leben erweckt. Die Hefe ist ein Pilz, allerdings ein mikrosko-pisch kleiner Einzeller. Strenggenommen ist die Hefe für die Bierherstellung kein Rohstoff, sondern ledig-lich ein Hilfsstoff. Schon immer wurde zum Bierbrauen Hefe benötigt, doch noch vor 200 Jahren wußte kein Bier-brauer, daß er Hefe verwen-dete! Wie kam dann die Hefe seit 10000 Jahren ins Bier, wenn kein Braumeister sie absichtlich hinzufügte? Bei den ersten Steinzeitbieren spielte der Zufall wohl die größte Rolle – aber gar so groß mußte der Zufall gar nicht sein, denn Hefepilze und Sporen sind überall zu finden: Im Boden, auf Pflan-zen, selbst am und im menschlichen Körper. Es ist

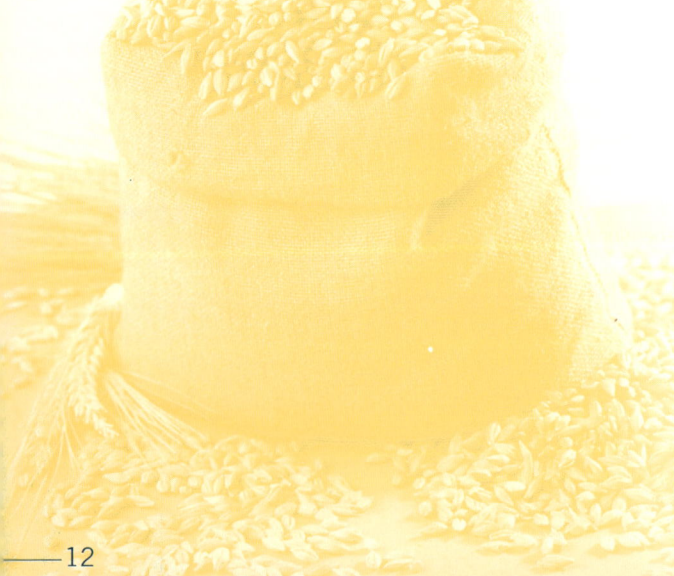

also beinahe unvermeidlich, daß sich in stehendem Getreidewasser Hefepilze ansiedeln und dort schließlich ihr Werk verrichten. Bei den Sumerern gingen die Bierbrauerinnen bereits systematischer vor: Sie setzten das Bier mit etwas Brot an, in dem reichlich Hefe vorhanden war. Die Germanen hatten eine etwas andere Methode; sie verwendeten Bierschaum als Gärungsmittel. Und noch eine weitere Methode, die den meisten von uns wohl etwas unappetitlich erscheinen wird, funktioniert: Odin, der berühmtberüchtigte Gott der germanischen Mythologie, spuckte in den Gerstensaft, um die Gärung einzuleiten – so wie es beim japanischen Reisbier, Sake, und dem afrikanischen Hirsebier, Pombe, noch heute gemacht wird.

Mineralstoffe und Spurenelemente

Mineralstoffe kommen in der Natur vor allem als »Salze« vor und müssen mit der Nahrung zugeführt werden. Sie sind für das reibungslose Funktionieren sämtlicher Stoffwechselvorgänge unentbehrlich. Ein Mangel an Mineralstoffen wirkt sich negativ auf die Gesundheit und das Wohlbefinden aus. Auch »Alltagsbeschwerden« wie Kopfschmerzen oder Erschöpfung können mitunter auf einen Mangel an Mineralstoffen oder einen unausgeglichenen Mineralstoffhaushalt zurückgehen.

Während der menschliche Organismus Mineralstoffe wie Natrium, Kalzium, Kalium, Phosphor, Schwefel und Chlor in etwas höheren Mengen benötigt, braucht er nur winzige Mengen sogenannter Spurenelemente. Zu den Spurenelementen gehören u.a. Eisen, Kupfer, Mangan oder Zink. Obwohl wir von diesen Elementen wie gesagt nur winzige, kaum meßbare Mengen benötigen, sind auch diese Spurenelemente lebensnotwendig!

Und die gute Nachricht für alle Biergenießer ist: Bier enthält Mineralstoffe und Spurenelemente in großer Menge und in einem besonders ausgewogenen Verhältnis. Die in der folgenden Tabelle angegebenen Inhaltsstoffe beziehen sich auf einen Liter deutsches Pilsener Lagerbier – die Liste ist natürlich nicht vollständig, aber sie zeigt: Bier hat es in durchaus positivem Sinne in sich.

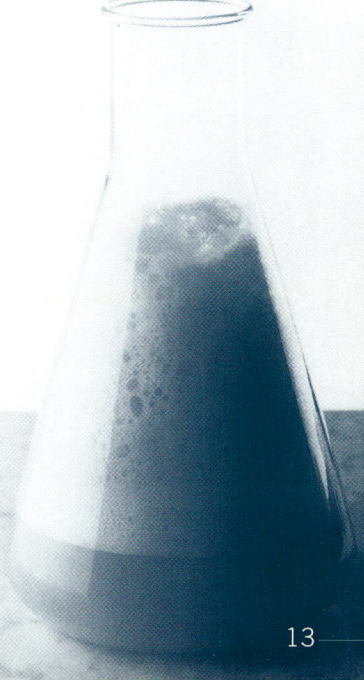

Bier enthält durchschnittlich (pro Liter)

Substanz	Menge
Vitamine insgesamt	ca. 0,01 g
B1 (Thiamin)	0,029 mg
B2 (Riboflavin)	0,336 mg
B3 (Pantothensäure)	1,490 mg
B6 (Pyridoxin)	7,738 mg
PP (Niacin)	0,619 mg
H (Biotin)	0,146 mg
Mineralstoffe[1] insgesamt	ca. 2 g
Calcium	35 mg
Chlorid	174 mg
Eisen*	0,12 mg
Kalium	518 mg
Kupfer*	0,10 mg
Magnesium	98 mg
Mangan*	0,16 mg
Natrium	33 mg
Phosphor	319 mg
Sulfat	168 mg
Zink*	0,06 mg
Sonstige insgesamt	ca. 998 g
Wasser	920 g
Alkohol	40 g
Kohlenhydrate	28 g
Proteine	5 g
Kohlendioxid	5 g

[1] Die Spurenelemente sind mit einem Sternchen (*) gekennzeichnet

Vitamine

Ebenso wichtig wie Mineralstoffe und Spurenelemente sind die Vitamine, die für eine Vielzahl von lebensnotwendigen Körperfunktionen eine entscheidende Rolle spielen. Die Forschungsergebnisse der letzten Jahre deuten immer stärker darauf hin, daß eine gute Vitaminversorgung nicht nur hervorragend dazu geeignet ist, Erkrankungen wie Verdauungsstörungen, Hautentzündungen, Infektionen, Nervenstörungen, Zahnfleischbluten, Arteriosklerose usw. vorzubeugen, sondern daß Vitamine unser Leben verlängern, das Immunsystem kräftigen und sogar die Heilung von so schweren Erkrankungen wie Krebs wirksam unterstützen können. Bier enthält viele verschiedene Vitamine, besonders die Vitamine des B-Komplexes (Thiamin, Riboflavin, Pantothensäure, Niacin, Pyridoxin) und Biotin.

Und...

Eine Vielzahl weiterer gesunder Stoffe finden sich im Bier. Die wichtigsten sollen hier kurz beschrieben werden:

Kohlenhydrate liefern in Form von Glucose (Zucker) Energie für alle Stoffwechselvorgänge. Bei einem Kohlenhydratmangel lassen die Leistungsfähigkeit, die Reaktionsgeschwindigkeit, die Konzentration, das Gedächtnis und die Steuerung der Muskulatur nach. Bier enthält über 40 verschiedene, leicht verdauliche Kohlenhydrate.

Proteine sind aus Aminosäuren aufgebaut, den Grundbausteinen des Lebens. Es gibt hochwertige und weniger hochwertige Proteine. Hochwertige Proteine enthalten vor allem essentielle, d. h. lebensnotwendige Aminosäuren, die der menschliche Organismus nicht selbst aufbauen kann. Bier enthält zwar nur 0,5% Proteine, doch dafür sind diese besonders hochwertig: Alle essentiellen Aminosäuren sind vertreten.

Lupulin ist eine psychisch wirksame Substanz, die aus den Hopfenblüten stammt. Lupulin wirkt beruhigend und schlaffördernd und spielt für die positiven Wirkungen des Bieres eine wichtige Rolle.

Kohlendioxid (»Kohlensäure«) macht das Bier nicht nur prickelnd und erfrischend, es regt auch die Durchblutung der Mundschleimhaut und den Magen an, fördert die Ausscheidung harnpflichtiger Stoffe und wirkt sich leicht aktivierend auf das Atemzentrum aus.

Alkohol

Der wohl interessanteste und gleichsam umstrittenste Bestandteil des Bieres ist aber der Alkohol. Er hat zahlreiche Wirkungen auf Körper und Psyche – positive und negative. Es ist unumstritten, daß der Genuß von Alkohol Gefahren birgt: Er kann alle inneren Organe, insbesondere aber Leber und Gehirn schädigen und zu schwerer körperlicher Abhängigkeit führen.

Die bekannten negativen Wirkungen des Alkohols lassen allerdings manchmal vergessen, daß sich Alkohol – richtig dosiert – sehr positiv

auf die Gesundheit auswirkt, besonders dann, wenn man ihn in Form von Bier zu sich nimmt.
Das hat mehrere Gründe: Zum einen wird der Alkohol zusammen mit viel Wasser zugeführt, was verhindert, daß der Alkohol die Magenschleimhaut allzusehr reizt. Positiv wirkt sich auch die ausgewogene Mischung von Vitaminen, Mineralstoffen und Spurenelementen, wie sie im Bier vorliegt, aus. Der dritte Faktor sind die hochwertigen Proteine, Enzyme und Kohlenhydrate im Bier, die die positiven Wirkungen des Alkohols zusätzlich verstärken.
Während die Wissenschaft den Genuß von Alkohol früher ausschließlich negativ bewertete, hat sie nach und nach eine differenziertere Beurteilung entwickelt. Heute ist es nahezu unbestritten, daß ein mäßiger Alkoholkonsum gesund ist. So zeigte sich erstens, daß der maximale Blutalkoholspiegel beim Genuß von Bier deutlich niedriger liegt als beim Genuß anderer Getränke mit vergleichbarem Alkoholgehalt. Der Alkohol des Bieres wird vom Körper langsamer aufgenommen und kann deshalb nicht so leicht schädliche Konzentrationen erreichen. Und zweitens konnten die Wissenschaftler darauf verweisen, daß der Vitamingehalt des Bieres besonders dazu geeignet ist, den negativen Wirkungen des Alkohols entgegenzuwirken.

Der durchschnittliche Alkoholgehalt verschiedener Biersorten

Biersorte	Alkoholgehalt
Bockbier	über 6 %
Weißbier	5,1 %
Lager	4,2 %
Pils	4,8 %
Kölsch	4,9 %
Alt	4,8 %

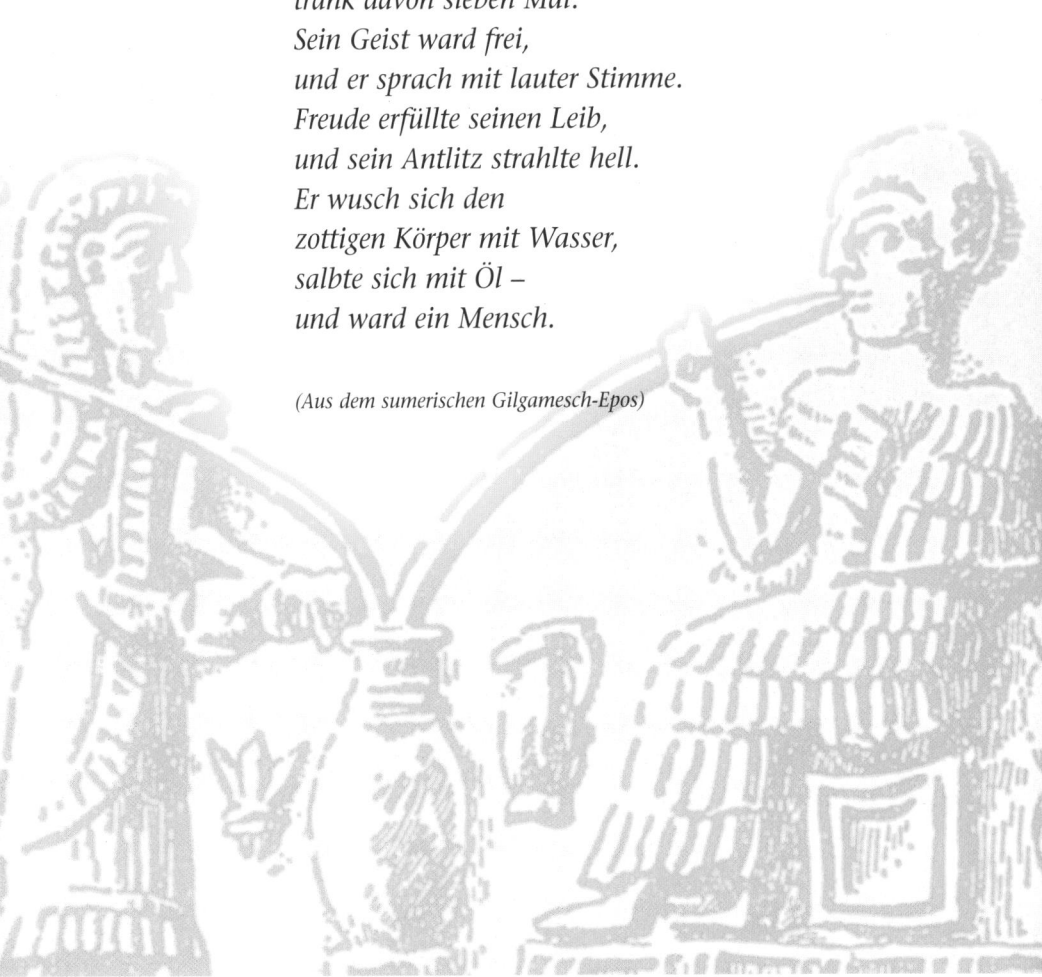

Der wilde Enkidu trank das Bier,
trank davon sieben Mal.
Sein Geist ward frei,
und er sprach mit lauter Stimme.
Freude erfüllte seinen Leib,
und sein Antlitz strahlte hell.
Er wusch sich den
zottigen Körper mit Wasser,
salbte sich mit Öl –
und ward ein Mensch.

(Aus dem sumerischen Gilgamesch-Epos)

Heilmittel Bier

So beliebt Bier bei den Deutschen auch ist, es gibt noch immer einige Vorurteile gegenüber diesem Genußmittel, die so manchen Bierliebhaber dazu gebracht haben, schweren Herzens auf sein tägliches Bierchen zu verzichten. Praktisch alle diese Vorurteile können mittlerweile widerlegt werden – mit Fakten und harten wissenschaftlichen Daten.

Die wertvollen Inhaltsstoffe des Bieres und die Vorschriften des Reinheitsgebotes legen bereits nahe, daß von einem maßvollen Biergenuß durchaus positive Wirkungen zu erwarten sind. Zahlreiche wissenschaftliche Untersuchungen untermauern dies mit deutlich sprechenden Zahlen.

Bier macht dick?

Die irrige Annahme, daß Bier dick macht, läßt sich leicht widerlegen: Wenn man den Energiegehalt verschiedener Getränke (pro Liter) vergleicht, spricht eigentlich nichts dafür. Nur Mineralwasser, Kaffee und Tee haben weniger Kalorien. Wieso also sollte Bier dick machen?

Im wesentlichen aus zwei Gründen: Zum einen enthält Bier natürlich Kalorien, und wenn diese Kalorien zusätzlich zu einer kalorienmäßig ausgewogenen Ernährung zugeführt werden, entsteht selbstverständlich ein Kalorienüberschuß, der zu einer Gewichtszunahme führen kann. Doch das gilt natürlich auch für jedes andere Nahrungsmittel! Wenn Sie statt des Bieres einen halben Liter Milch trinken, werden Sie ebenfalls zunehmen.

Zum anderen regt Bier den Appetit an, vor allem dann, wenn Bier als Aperitif getrunken wird: Es fördert den Speichelfluß und bereitet die Verdauung vor. Doch soviel ist klar: Bier selbst macht nicht dick, und der »Bierbauch« gehört ins Reich der Legende!

Wissenschaftliche Untersuchungen belegen, daß das Körpergewicht durch maßvollen Biergenuß reduziert werden kann – natürlich nur unter der Voraussetzung, daß man nicht mehr als gewöhnlich ißt. Bier hat nämlich besonders günstige Auswirkungen auf den Fett- und Zuckerstoffwechsel.

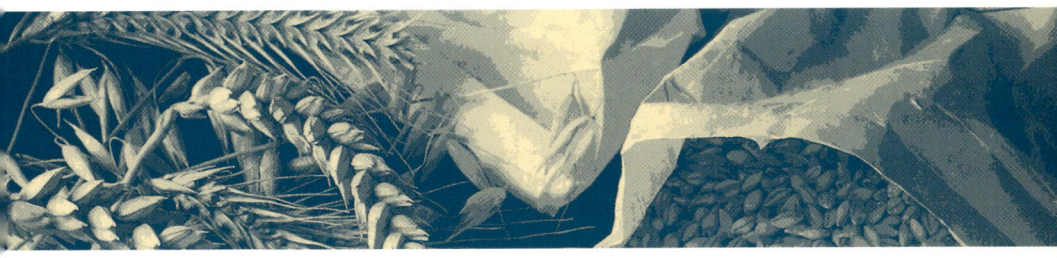

Bier macht impotent?

Weitere Vorwürfe gegen das Bier waren schwerwiegenderer Natur. So ging vor einigen Jahren im Land das Gerücht um, Bier enthalte Hormone wie Östrogen, und führe nicht nur zu Impotenz, sondern lasse Männern sogar Brüste wachsen.

Die Legende vom Bier als Brustvergrößerer beruht wahrscheinlich darauf, daß sich im reifen Hopfen tatsächlich gewisse Mengen an Östrogen finden. Doch Bier ist definitiv östrogenfrei! Durch das Trocknen und Kochen des Hopfens während des Brauprozesses werden diese Hormone zerstört.

Bier fördert Krebs?

Am schwersten wiegt wohl der Vorwurf, Bier könnte Krebs begünstigen. Doch insbesondere die großangelegte Langzeitstudie der American Cancer Society (Amerikanische Krebs-Gesellschaft) konnte diesen Vorwurf nicht nur entkräften: Auch das Krebsrisiko sinkt bei mäßigem Alkoholkonsum im Vergleich zur völligen Abstinenz – allerdings steigt es generell bei hohem Alkoholkonsum. In einer weiteren Untersuchung wurde dieser Zusammenhang noch einmal für einzelne Krebsarten bestätigt.

Eine Ausnahme stellt leider Brustkrebs dar. Es gibt Anzeichen dafür, daß Alkohol auch in geringeren Mengen das Brustkrebsrisiko erhöht, allerdings nur indirekt: Alkohol führt nämlich zur Bildung freier Radikale, besonders aggressiver Moleküle, die an der Krebsentstehung beteiligt sind. Doch diese Radikale können durch »Radikalfän-

Energiegehalt verschiedener Getränke (pro Liter)

Lager	420 kcal	Limonade	450 kcal
Alt	430 kcal	Milch	680 kcal
Pils	440 kcal	Traubensaft	740 kcal
Kölsch	440 kcal	Wein	770 kcal
Weißbier	460 kcal	Sekt	800 kcal
Bockbier	600 kcal		

ger«, vor allem Vitamine, neutralisiert werden.
Frauen nach den Wechseljahren sollten jedoch, auch bei geringem Alkoholkonsum, auf eine vitaminreiche Kost achten und vor allem nicht rauchen, denn gerade Rauchen erhöht bei gleichzeitigem Alkoholkonsum das Brustkrebsrisiko beträchtlich.

So gesund ist Bier

Es ist keineswegs abwegig, daß Bier sogar lebensverlängernd wirkt. Schon 1926 hatte Raymond Pearl dies für Alkohol generell nachweisen können; für Bier konnten irische Wissenschaftler Anfang der siebziger Jahre einen Zusammenhang zwischen regelmäßigem Genuß und einer überdurchschnittlichen Lebenserwartung bestätigen. Kurze Zeit später wurde das irische Ergebnis durch eine Studie im Auftrag der *International Agency for Research on Cancer* auch für dänische Brauereiarbeiter bestätigt.

Bier, so scheint es, verlängert das Leben – zumindest das von Brauereiarbeitern. Bier kann das Aussehen und die Widerstandskraft der Haut verbessern, die Verdauung fördern, es unterstützt die Blutbildung, wirkt mild entwässernd, senkt den Blutdruck und beugt Arteriosklerose und Herzinfarkt vor. All diese Wirkungen sind durch zahlreiche wissenschaftliche Untersuchungen belegt.
Aber auch bei alltäglicheren Problemen, wie Nervosität, Konzentrations- und Gedächtnisschwäche, Streß oder Schlafstörungen ist Bier ein bewährtes Hausmittel. Denn eine der interessantesten Eigenschaften des Bieres ist vielleicht, daß es anregend und beruhigend zugleich wirkt. Es löst übermäßige Spannungen und verhilft zu einem tiefen Schlaf. Auf der anderen Seite macht es – in der richtigen Dosis – jedoch nicht müde und träge, sondern aktiviert den gesamten Organismus und das Gehirn.

Auf die Dosis kommt es an

Beim einzelnen Biertrinker ist nicht der durchschnittliche Alkoholkonsum für die positiven oder negativen Wirkungen des Bieres entscheidend, sondern das konkrete tägliche Trinkverhalten: 20 Liter Bier pro Monat sind gesund, wenn Sie jeden Tag ein Glas trinken; dieselbe Menge auf die Wochenenden verteilt nicht!
Was ist nach heutigem Wissen die richtige Dosis Bier? Als der englische Neurologe Sir Francis Anstie im Jahre 1862 meinte, daß ein Liter Bier pro Tag der Gesundheit am förderlichsten und zuträglichsten sei, traf er damit exakt den heute von der Wissenschaft empfohlenen Wert. Ein Liter Pils pro Tag ist demnach die optimale Bierdosis für einen gesunden Mann in den mittleren Jahren und mit einem Körpergewicht von 80 kg.
Frauen sollten allerdings weniger trinken! Zum einen spielt das oft geringere Gewicht eine Rolle, zum anderen vertragen Frauen Alkohol in der Regel schlech-

ter als Männer. Das ist nun keineswegs ein frauenfeindliches Vorurteil, sondern eine biologische Tatsache: Frauen produzieren ein bestimmtes Enzym (Alkoholdehydrogenase) in geringerer Menge als Männer. Der Alkohol wird deshalb langsamer abgebaut, und der Blutalkoholspiegel erreicht ein höheres Niveau. Frauen sollten deshalb maximal 2/3 der für Männer empfohlenen Menge trinken, besser noch nur die Hälfte, also rund einen halben Liter Bier pro Tag. Damit keine Mißverständnisse entstehen: Natürlich ist die Gesamtmenge Alkohol pro Tag entscheidend! Trinken Sie stärkeres Bier, sollten Sie entsprechend

weniger trinken. Und natürlich zählen andere, zusätzlich getrunkene alkoholische Getränke mit.

Die Tabelle unten liefert natürlich nur Anhaltswerte; es gibt durchaus individuelle Unterschiede. Bei einem geringeren Körpergewicht sollte man weniger Bier trinken. Für Alkoholkranke, Menschen mit schweren Leberschäden, oder für Personen, die bestimmte Medikamente einnehmen müssen, ist natürlich jeder Alkoholkonsum tabu. Auch Schwangere sollten sehr vorsichtig im Umgang mit Alkohol sein. Und selbstverständlich hat Alkohol nichts im Straßenverkehr zu suchen!

Der passionierte Biertrinker wird nun vielleicht über die von der Wissenschaft zugestandene Menge Bier enttäuscht sein. Doch ein Liter Bier ist – vom gesundheitlichen Standpunkt aus – die maximale Tagesdosis, die nicht überschritten werden sollte. Man sollte die empfohlene Menge auch nicht auf einmal, sondern über einen längeren Zeitraum verteilt trinken. Trinken Sie mehr, gehen die positiven Wirkungen verloren – und trinken Sie viel mehr, fügen Sie auf Dauer Ihrer Gesundheit Schaden zu. Es bleibt dabei: Die Dosis macht das Gift. Und die Dosis macht auch das Heilmittel!

Maximale Tagesdosis (l/d = Liter pro Tag)

Biersorte	Alkoholgehalt	Männer	Frauen
Bockbier	> 6 %	0,6 l/d	0,3 l/d
Weißbier	5,1 %	0,7 l/d	0,3 l/d
Lager	4,2 %	1,0 l/d	0,5 l/d
Pils	4,8 %	0,8 l/d	0,4 l/d
Kölsch	4,9 %	0,75 l/d	0,35 l/d
Alt	4,8 %	0,8 l/d	0,4 l/d

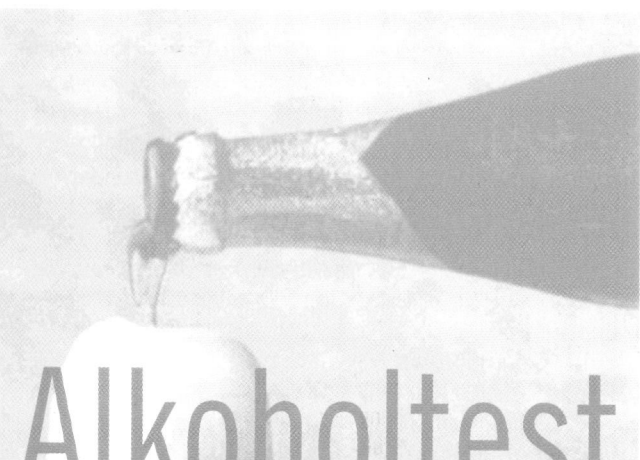

Alkoholtest

- Trinken Sie mehr als 1 l Bier (oder eine entsprechende Menge Alkohol) pro Tag?
- Leiden Sie häufiger unter depressiven Verstimmungen?
- Hat Sie schon einmal jemand auf Ihren Alkoholkonsum angesprochen?
- Hatten Ihre Eltern oder Geschwister jemals Alkohol- oder Drogenprobleme?
- Trinken Sie besonders dann Alkohol, wenn Sie unter Streß stehen?
- Würde es Ihnen schwerfallen, einen Monat lang keinen Alkohol zu trinken?

Wenn Sie nur eine dieser Fragen mit Ja beantwortet haben, empfehlen wir Ihnen, mit Alkohol sehr vorsichtig umzugehen. Sorgen Sie in jedem Fall dafür, daß Sie auf die letzte Frage mit einem klaren »Nein« antworten können – machen Sie zur Probe doch einmal einen Monat Alkoholpause!

Bier für Herz und Kreislauf

Nährstoffe, Vitamine und Sauerstoff müssen, nachdem sie von Magen, Darm oder Lunge aufgenommen wurden, im Körper verteilt werden. Diese Aufgabe übernimmt das Herz, das die Blutflüssigkeit durch das enorm weit verzweigte Netz der Blutgefäße pumpt. Die Venen, in denen das Blut von den Organen zum Herzen zurückfließt, unterstützen seine Arbeit.

Wenn der Bluttransport gestört ist, beispielsweise weil die Arterien verkalkt und verhärtet sind, wird der gesamte Organismus in Mitleidenschaft gezogen. Da das Gehirn den größten Sauerstoffbedarf hat, können Beschwerden wie Müdigkeit, Kopfschmerzen oder Schwindelgefühle Folgen eines gestörten Kreislaufes sein. Das häufigste Kreislaufproblem ist wohl der Bluthochdruck (Hypertonie). Bier hat bei leichtem Bluthochdruck eine hervorragende Wirkung: Es ist nicht nur ausgesprochen natriumarm, sondern wirkt sogar leicht blutdrucksenkend. Zugleich aktiviert ein mäßiger Biergenuß jedoch den Organismus. Patienten, die blutdrucksenkende Mittel einnehmen, klagen hingegen zunächst oft über einen Leistungsabfall. Bei leichtem Bluthochdruck kann Bier also mitunter besser als Pillen sein.

Die blutdrucksenkende Wirkung ist nicht ausschließlich mit den gefäßerweiternden Eigenschaften des Alkohols zu erklären. Insbesondere Bier bewirkt nämlich darüber hinaus noch eine positive Verschiebung des Elektrolytgleichgewichts des Körpers: Die Ausscheidung von Magnesium und Kalium wird vermindert, was ebenfalls dazu führt, daß der Blut-

druck sinkt. Doch gerade den Blutdruck betreffend ist es äußerst wichtig, die rechte Dosis nicht zu überschreiten. Während nämlich eine geringe Menge Alkohol den Blutdruck senkt, steigt der Blutdruck bei einer höheren Dosis!

Geradezu sensationell ist das Ergebnis einer Studie aus dem Jahr 1992, das bewies, daß Alkohol auch eine unmittelbare positive Auswirkung auf das Herz und den Kreislauf hat. Im Gegensatz zur bisherigen Schulmeinung, derzufolge 24 Stunden nach Alkoholgenuß ein erhöhtes Risiko für einen Herzinfarkt besteht, wurde nachgewiesen, daß gerade diejenigen Probanden, die Alkohol getrunken hatten, in den folgenden 24 Stunden am seltensten einen Infarkt erlitten! Ein Gläschen Bier am

Abend scheint also tatsächlich auch ganz unmittelbar das Herz zu schützen.

Fazit: Wenn Sie Arteriosklerose, koronaren Herzerkrankungen, Herzinfarkt und Schlaganfall vorbeugen wollen, sollten Sie gegebenenfalls das Rauchen aufgeben, nicht allzu fett, aber mit Genuß essen, sich jeden Tag einen kleinen Spaziergang gönnen und ein bis zwei Gläschen Bier trinken. Wie für alles im Zusammenhang mit ihrer Gesundheit gilt aber auch hier: Lassen Sie sich regelmäßig untersuchen, und besprechen Sie mit Ihrem Arzt, welcher Lebenswandel für Sie der beste ist.

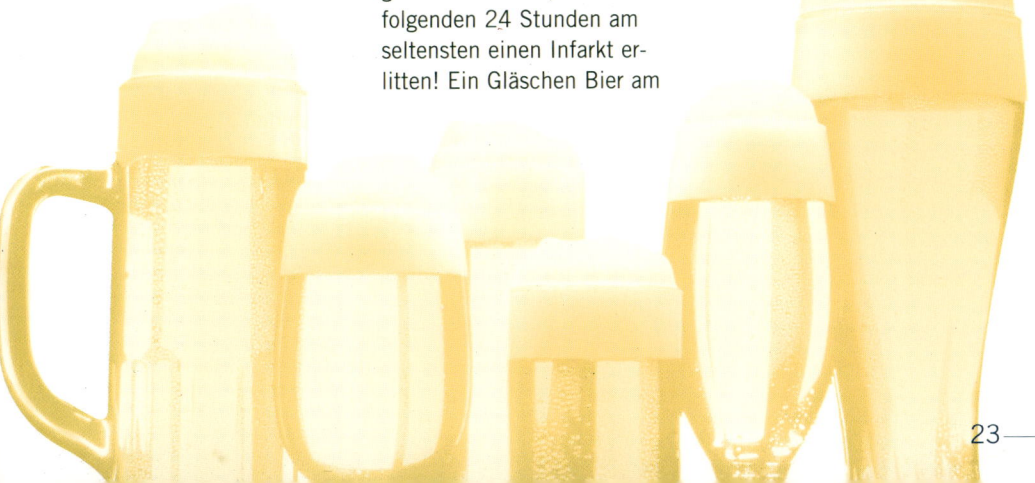

Bier für Verdauung und Stoffwechsel

Wenn die Verdauung gestört ist, können die über die Nahrung zugeführten Nährstoffe nicht mehr voll verwertet werden. Möglicherweise kommt es dann zu Vitamin- oder Mineralstoffmangel, der auch durch Pillen nicht auszugleichen ist. Eine gesunde Verdauung ist also von größter Bedeutung für die Gesundheit. Manchmal haben Störungen der Verdauungsorgane auch seelische Ursachen, gerade Magenprobleme hängen oft eng mit Streß zusammen.

Ärzte verbieten Patienten mit Magenbeschwerden, einer Gastritis oder gar Magengeschwüren (Ulci) in der Regel die Aufnahme von Alkohol, da Alkohol den Magen reizen und die Probleme verschlimmern kann. Das trifft jedoch auf Bier nicht zu. Beim Trinken von Schnäpsen oder Likören, ja selbst Wein, kommt der Alkohol relativ konzentriert in Kontakt mit der empfindlichen Magenschleimhaut. Bei Bier ist der Alkohol jedoch verhältnismäßig gering konzentriert, so daß er den Magen nicht reizt. Die anderen Inhaltsstoffe des Bieres üben sogar eher eine positive, beruhigende Wirkung auf die Schleimhaut des Magens aus. In wissenschaftlichen Untersuchungen stellte man fest, daß bei Menschen, die mäßig, aber regelmäßig Bier tranken, weniger Magenprobleme auftreten, als bei Vieltrinkern und Abstinenzlern.

Aber nicht nur für den Magen, sondern auch für die gesamte Verdauung hat Bier eine wohltuende Wirkung. Es beschleunigt die Magenentleerung, fördert Verdauung und Resorption der Nahrung und verbessert die Diurese (Harnausscheidung), so daß harnpflichtige Substanzen, die den Körper belasten, schneller ausgeschieden werden, wovon auch die übrigen Verdauungsorgane profitieren. Die Leber wird aktiviert, die Nieren werden besser durchblutet. Nieren- und Gallensteine treten seltener auf, wenn man regelmäßig etwas Bier trinkt. Am besten genießt man ein kleines Glas, nicht allzu kalt, als Aperitif vor den Mahlzeiten, bei leichten Magen- und Verdauungsproblemen könnten Sie ein »Bierheilmittel«, das Gewürzbier, versuchen:

Rezept

Gewürzbier

1 TL Anis
1 TL Kümmel
1 TL Koriander
1/2 l Bier

Zerstoßen Sie Anis, Kümmel und Koriander in einem Mörser zu Pulver. Geben Sie die Gewürzmischung zusammen mit dem Bier in einen Topf und erhitzen Sie die Mischung 5 Minuten lang. Trinken Sie dieses Gewürzbier leicht erwärmt vor und nach den Mahlzeiten.

Bier für guten Schlaf

Eine der am bekanntesten und gerne genutzten Eigenschaften des Bieres ist seine schlaffördernde Wirkung – und ein gesunder Schlaf ist eine Grundvoraussetzung für seelische Ausgeglichenheit, geistige und körperliche Leistungsfähigkeit und Gesundheit. Wiederum sind es vor allem Hopfen und Alkohol, die durch ihre entspannende und beruhigende Wirkung das Einschlafen erleichtern. Schon ein kleines Gläschen Bier fördert den gesunden Schlaf. Besonders gut wirkt ein Bier-Honig-Schlaftrunk.

Um es ganz deutlich zu sagen: Mit Bier oder anderen Alkoholika kann man gewiß keine schwerwiegenden seelischen Probleme, Depressionen oder ernsthafte Schlafstörungen beheben. Doch im Normalfall und wenn Sie sich, je nach Größe, nur ein bis zwei Glas Bier pro Tag – und nicht mehr! – gönnen, wird davon nicht nur Ihre körperliche, sondern auch Ihre seelische Gesundheit profitieren.

Bier und Immunsystem

Jeder von uns hat einen »inneren Arzt«, der in der Lage ist, die meisten Krankheiten erfolgreich zu behandeln – das Immunsystem. Die Möglichkeiten, die unserem Körper zur Verfügung stehen, um Bakterien, Viren oder Parasiten unschädlich zu machen, grenzen ans Wunderbare. Dennoch werden wir hin und wieder krank, was daran liegen kann, daß das Immunsystem geschwächt ist – einige Fachleute sind sogar der Ansicht, daß alle Krankheiten allein durch ein geschwächtes Immunsystem zum Ausbruch gelangen, was aber umstritten ist. Voraussetzung für ein starkes Immunsystem ist

Bier-Honig-Schlaftrunk

300 ml Bier
1 TL Honig

Erwärmen Sie das Bier, und geben Sie den Honig hinzu. Trinken Sie diese Mischung warm und kurz vor dem Schlafengehen.

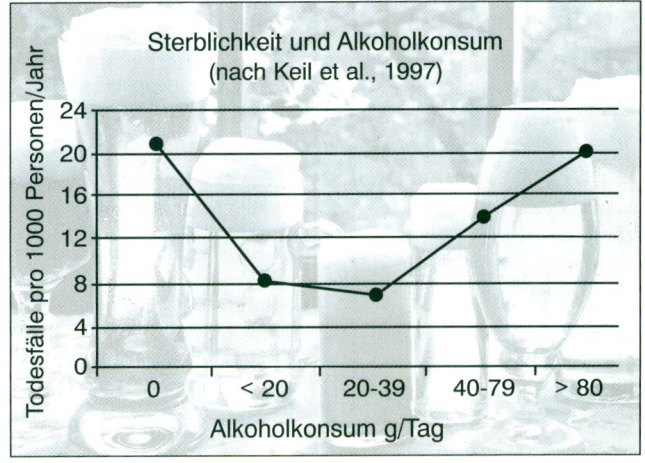

Sterblichkeit und Alkoholkonsum
(nach Keil et al., 1997)

Todesfälle pro 1000 Personen/Jahr

Alkoholkonsum g/Tag

natürlich eine ausreichende und ausgewogene Zufuhr der Stoffe, die der Körper benötigt, vor allem Vitamine und Spurenelemente. Als mindestens ebenso wichtig hat sich jedoch die seelische Verfassung herausgestellt: Je positiver, zufriedener, ausgeglichener und glücklicher ein Mensch ist, desto stärker ist in der Regel sein Immunsystem! Streß, Depressionen, Angst, Ärger und andere negative Emotionen schwächen das Immunsystem hingegen unmittelbar. Bier hilft auf zweierlei Weise, das Immunsystem zu stärken und damit auch Krankheiten vorzubeugen: Zum einen wirken natürlich die im Bier enthaltenen Vitamine und Mineralstoffe äußerst günstig auf das Immunsystem, zum anderen aber auch die psychischen Wirkungen des Bieres.

Bier für Sportler

Nach allem, was Sie bisher schon über Bier wissen, wird es Sie wahrscheinlich nicht verwundern, daß – alkoholfreies – Bier auch ein ideales Getränk für Sportler ist. Nach Ansicht von Experten ist aufgrund der Herstellung und Zusammensetzung »das alkoholfreie Bier im besten Sinne des Wortes ein natürliches, reines und sportgerechtes Getränk«. Dafür sprechen mehrere Vorzüge:

• Bier enthält viel Wasser und ermöglicht es, durch seinen ausgeprägten Geschmack große Mengen Flüssigkeit aufzunehmen, was für den Sportler besonders wichtig ist – es scheint wesentlich schwieriger, einen Liter Wasser, als einen Liter alkoholfreies Bier zu trinken.

• Bier ist isotonisch bis leicht hypotonisch – was für den Sportler insofern wichtig ist, als das Getränk, das der Sportler nach dem Wasserverlust durch Schwitzen trinkt, resorbiert werden muß, was mit einem isotonischen oder leicht hypotonischen Getränk wie dem Bier am besten gelingt.

• Bier hat ein besonders gutes Verhältnis von Kohlenhydraten und Gesamtkalorien; Kohlenhydrate machen über 60% der Kalorien des Bieres aus. Dies entspricht genau dem Verhältnis, das die Deutsche Gesellschaft für eine gesunde Ernährung (DGE) empfiehlt.

• Bier liefert sowohl unmittelbar als auch längerfristig Energie.

• Bier enthält nur geringe Mengen Proteine, doch alle essentiellen Aminosäuren.

• Bier ist fett- und cholesterinfrei, enthält dafür jedoch reichlich Mineralstoffe und ist somit ein sinnvolles Elektrolytgetränk für den Sportler.

• Bier enthält Kohlendioxid, das sich günstig auf die Atmung auswirkt, die Speichelbildung fördert, die Entleerung des Magens beschleunigt und die Ausscheidung harnpflichtiger Substanzen durch die Niere verbessert.

• Bier ist frei von chemischen Zusatzstoffen, was natürlich nicht nur für Sportler wichtig ist.

Alkoholfreies Bier ist für Sportler also weitaus besser geeignet als die meisten, in der Regel völlig überzuckerten, sogenannten Sportlergetränke. Und es ist auch weitaus preiswerter!

*Ich trinke täglich zum Abendbrot ein Glas
helles Bier und reagiere auf diese
anderthalb Quart so stark, daß sie regelmäßig meine Verfassung dadurch
verändern. Sie verschaffen mir Ruhe,
Abspannung und Lehnstuhlbehagen.*

(Thomas Mann)

Bier macht schön!

*Bier ist für die Haut-
zellen eine wahre Ener-
giequelle, was vor allem
am hohen Vitaminge-
halt, den Hefe und Malz
beisteuern, liegt. Insbe-
sondere die Vitamine
des B-Komplexes sind
für die Haut wichtig.
Da der Körper die B-
Vitamine nicht spei-
chern kann, ist es nötig,
sie täglich zu sich zu
nehmen. Mit einem
Glas Bier stellen Sie
Ihrem Körper bereits
einen beachtlichen Teil
der notwendigen Tages-
dosis zur Verfügung.*

Wenn Sie eine gesund ausse-
hende, unproblematische
Haut haben, können Sie mit
Bier-Waschungen und einer
Bier-Hautcreme dazu beitra-
gen, daß dies so bleibt.

Bier-Waschung

*200 ml Weißbier
2 EL Apfelessig
3 l kaltes Wasser*

Geben Sie Weißbier, Apfelessig und das kalte Wasser in
eine Schüssel. Verteilen Sie
anschließend diese Mischung
mit einem Waschlappen in
zügigen Bewegungen über
den ganzen Körper.

Bier-Hautcreme

*2 EL Jojobaöl
1 TL Apfelessig
1/2 TL Weißbier*

Vermischen Sie die Zutaten.
Für die tägliche Pflege und
den Schutz vor Umwelteineinflüssen ist diese Bier-Hautcreme ideal.

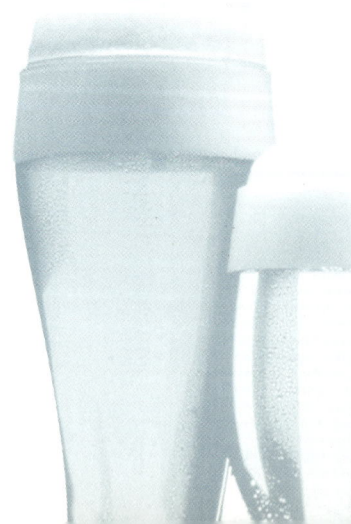

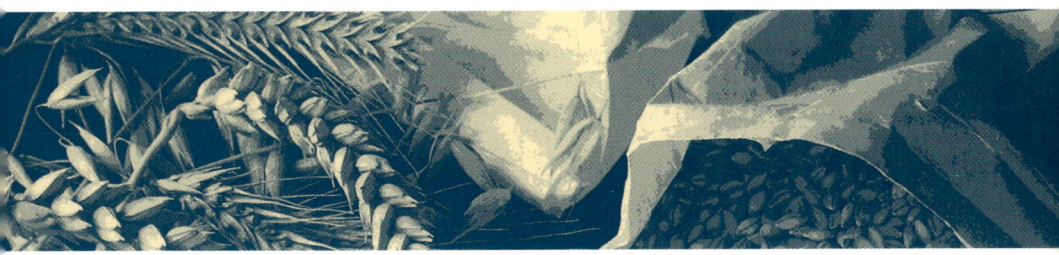

Doch nicht alle Menschen sind mit dem Zustand ihrer Haut zufrieden und möchten gerne etwas für ihre Haut tun. Eine schnell fettende Haut und große Talgdrüsen führen zu einem »unreinen« Aussehen der Haut. Gerade bei fettiger Haut werden die Poren oft durch kleine, in der Luft schwebende Schmutzpartikel verstopft, Bakterien siedeln sich an und es entstehen Pickel. Mit einem Hautreinigungswasser und einer Bier-Heilerde kann man die Ursache von Pickeln und Mitessern bekämpfen und die Schutzfunktion der Haut erhalten.

Hautreinigungswasser für fettige Haut

2 EL Bier
1 EL Apfelessig
2 Tr. Teebaumöl

Geben Sie Bier, Apfelessig und Teebaumöl in ein Glas, und füllen Sie es mit Wasser halbvoll auf. Waschen Sie mit dieser Mischung einmal täglich – am besten abends – problematische Hautpartien.

Bier-Heilerde für fettige Haut

1 Tasse Bier
1 TL Apfelessig
2 EL Heilerde

Gönnen Sie sich, wenn Sie unter fettiger Haut leiden, einmal wöchentlich diese Bier-Heilerde-Maske: Erwärmen Sie eine kleine Tasse Bier mit dem Apfelessig, rühren Sie die Heilerde (im Reformhaus oder der Apotheke) hinein und tragen Sie diese Mischung dünn auf. Lassen Sie die Maske 10 bis 15 Minuten lang einwirken und spülen Sie anschließend die Haut mit warmem Wasser ab.

Trockene Haut neigt zwar weniger dazu, zu glänzen und Pickel und Mitesser zu entwickeln, aber sie ist dennoch bedenklicher als fettige Haut. Auf trockener Haut siedeln sich leichter Pilze an, Bakterien, Viren und Umweltgifte dringen schneller in die Haut ein, und sie verliert ihre Spannkraft. Trockene Haut altert auch schneller und neigt eher zur Faltenbildung; entsprechend neigt ältere Haut eher zu Trockenheit. Auch bei trockener Haut sind Waschungen mit Bier und Apfelessig ratsam. Die üblichen alkalischen Seifen sollten Sie dagegen unbedingt vermeiden. Achten Sie bei trockener Haut vor allem darauf, besonders viel zu trinken, um für Ihre Haut auch von innen her etwas zu tun – natürlich sollte die rechte Dosis Bier dabei nicht fehlen. Mit einer Bier-Avocado-Maske können Sie Ihrer Haut aber auch auf direktem Weg Spannkraft und Feuchtigkeit zurückgeben.

**Bier-Avocado-Maske
bei trockener Haut**

*1 Avocado
1 TL Weißbier
1 EL Apfelessig
1 EL Honig
1 EL Mandel- oder Jojobaöl*

Lösen Sie das Fruchtfleisch aus der Avocado, zerdrücken Sie es, und mischen Sie die anderen Zutaten darunter. Die glattgerührte Masse tragen Sie als Maske auf und lassen sie mindestens eine Stunde lang einwirken. Danach spülen Sie Ihr Gesicht mit klarem Wasser ab.

Bier fürs Haar

Die Voraussetzung für gesunde Haare ist, wie bei der Haut, ein gesunder Stoffwechsel und eine ausreichende Versorgung mit Mineralstoffen und Vitaminen, die unter anderem auch im Bier enthalten sind.

Für die Pflege von unproblematischem, schönem und gesundem Haar genügt es, ein mildes Shampoo zu verwenden und nach der Haarwäsche eine Bierspülung vorzunehmen:

**Bierspülung
für gesundes Haar**

*1/2 Flasche Bier
1 l lauwarmes Wasser*

Lassen Sie diese Mischung über die Haare laufen. Wegen des Biergeruchs brauchen Sie sich keine Sorgen zu machen – nach ca. 10 Minuten ist er verflogen.

Trockene, spröde und stumpf aussehende Haare weisen in der Regel auf einen Vitamin- oder Mineralstoffmangel hin. Wenn Sie täglich ein wenig Bier genießen, tragen Sie dazu bei, den Mineral- und Vitaminhaushalt auszugleichen. Problemhaare, die zu schnell fetten oder trocken und glanzlos sind, benötigen eine Sonderbehandlung. Auch Schuppen werden Sie mit der richtigen Bier-Kur meist los.

Bier-Ei-Shampoo für Geschmeidigkeit und Glanz

1 Eigelb
1 EL mildes Shampoo
1 TL Bier

Mischen Sie die Zutaten (bei sehr langen Haaren nehmen Sie etwas mehr). Lassen Sie das Shampoo mindestens 5 Minuten lang einwirken, bevor Sie die Haare ausspülen.

Bier-Apfelessig-Shampoo gegen schnell fettende Haare

1 EL mildes Shampoo
1 EL Bier
1 TL Apfelessig

Waschen Sie mit dieser Mischung Ihr Haar. Nehmen Sie nach dem Spülen noch eine Bierspülung (2 EL Bier auf 1/4 Liter Wasser) vor. Wenn Sie diese Behandlung eine Zeitlang fortsetzen, werden Ihre Haare bald nicht mehr so stark nachfetten.

Bier-Kur gegen Schuppen und juckende Kopfhaut

2 EL Apfelessig
1 Glas Wasser

Spülen Sie Ihre Kopfhaut vor jeder Haarwäsche mit etwas Apfelessigwasser, lassen Sie es mindestens 10 Minuten lang einwirken. Dann waschen Sie die Haare mit einem Bier-Honig-Shampoo:

1 TL mildes Shampoo
1 TL Honig
1 TL Bier

Bier, Mund und Zähne

Bei der Begegnung zweier Menschen gilt der erste Blick meist den Augen – der zweite dem Mund. Schöne, gesunde unverfärbte Zähne spielen eine große Rolle für einen positiven ersten Eindruck, den man auf andere Menschen macht. Und wenn man sich näherkommt, spielt der Geruchssinn eine wichtige Rolle – Mundgeruch macht einsam!

Das A und O für gesunde Zähne und gesundes Zahnfleisch ist selbstverständlich die richtige Zahnpflege.

Bier-Mundwasser

1/2 Glas Wasser
Saft von 1/2 Zitrone
3 Tr. Teebaumöl
2 EL Bier

Geben Sie in ein halbes Glas Wasser den Zitronensaft, das Teebaumöl und das Bier, und gurgeln Sie mindestens zwei Minuten lang mit dieser Mischung.

Putzen Sie die Zähne unbedingt vorher, auf keinen Fall direkt danach! Die Säure tötet Bakterien ab, aber sie macht auch den Zahnschmelz für kurze Zeit etwas weicher. Sie brauchen übrigens keine Angst davor zu haben, im Anschluß nach Bier zu riechen; die Menge ist viel zu gering, und die Art der Anwendung nicht dazu geeignet, um eine »Bier-Fahne« entstehen zu lassen.

Nagel- und Fingerpflege mit Bier

Die Nägel sind sozusagen der natürliche Schmuck unserer Hände und Füße. Wie bei Haaren und Haut, so ist auch der Zustand unserer Finger- und Fußnägel sowohl von inneren als auch äußeren Bedingungen abhängig. Bier liefert schon beim Trinken einen Teil der für ein gesundes Äußeres benötigten Vitamine und Mineralien; aber auch die Pflege mit einer Bier-Nagel-Lotion hilft Ihnen dabei, feste und schöne Nägel zu bekommen oder zu erhalten.

Bier-Nagel-Lotion

2 EL Kieselsäuregel
1 TL Bier

Mischen Sie das Kieselsäuregel (aus dem Reformhaus) mit dem Bier. Tragen Sie diese Lotion dann dünn und gleichmäßig auf die Nägel auf, und lassen Sie sie mindestens 5 Minuten lang einwirken, bevor Sie die Reste mit klarem Wasser abwaschen.

Wahre Schönheit kommt von innen

Ist Schönheit eine Eigenschaft? Oder liegt sie in Wahrheit
nicht immer im Auge des Betrachters?

Wie zufrieden Sie mit Ihrem Aussehen sind, hängt weit weniger
von Ihrem Äußeren ab, als vielmehr von Ihrer inneren, Ihrer
seelischen Verfassung. Sie können Ihr Äußeres tatsächlich
durch die Veränderung Ihres seelischen Zustandes verändern!
Das mag etwas überraschend klingen, entspricht aber den
Tatsachen. Sind wir entspannt und gelöst, ist auch unsere
Haltung unverkrampft. Insbesondere, wenn sich Spannungen
der Gesichtsmuskeln lösen und somit Spannungsfalten ver-
schwinden, hat dies Auswirkungen auf unsere Ausstrahlung
und Ausdruckskraft. Apropos Falten: Haben Sie schon einmal
jemanden gesehen, den Lachfalten unattraktiver machen?
Wie bereits mehrfach beschrieben, kann Bier Ihnen dabei
helfen, die physischen Voraussetzungen für ein gesundes Aussehen zu schaffen. Sie können Ihren Körper mit Bier-Anwen-
dungen schönpflegen, Bier kann Ihnen aber auch helfen, zu
entspannen, gut zu schlafen und damit auch die psychischen
Voraussetzungen für ein entspanntes Äußeres schaffen. Wenn
Sie sich in einem psychischen Gleichgewicht befinden, wird
sich das auch in Ihrem Äußeren offenbaren.

Bierkunde für Kenner

Bier ist nicht nur gesund, durststillend und nahrhaft – Bier ist auch ein Getränk für Feinschmecker. Es gibt eine Unzahl verschiedener Biere und jedes Bier hat seine eigenen Geschmacksnuancen.

Will man die vielen verschiedenen Biere in Gruppen einteilen, hat man verschiedene Möglichkeiten. Eine Möglichkeit wäre die Einteilung nach Stammwürzegehalt – eine Einteilung, die das Finanzamt vornimmt, denn der Stammwürzegehalt ist für die Höhe der Biersteuer ausschlaggebend. Demnach gibt es Vollbiere (die über 90% der deutschen Bierproduktion ausmachen) mit einem Stammwürzegehalt von 11–14%, und Starkbiere, mit einem Stammwürzegehalt über 16%. Als dritte Gruppe wären die alkoholfreien Biere zu nennen. Biere mit einem Stammwürzegehalt zwischen 14–16% gibt es in Deutschland nicht.

Geschmacklich aussagekräftiger ist es, zwischen ober- und untergärigen Bieren zu unterscheiden. Die untergärigen Biere sind in der Regel milder und stellen heute den überwiegenden Teil der Bierproduktion dar. In Deutschland dürfen untergärige Biere nach dem Reinheitsgebot ausschließlich mit Gerstenmalz hergestellt werden. Die folgende Aufzählung von Biersorten ist sicherlich nicht vollständig – aber vielleicht macht sie neugierig auf ein paar Geschmacksexperimente.

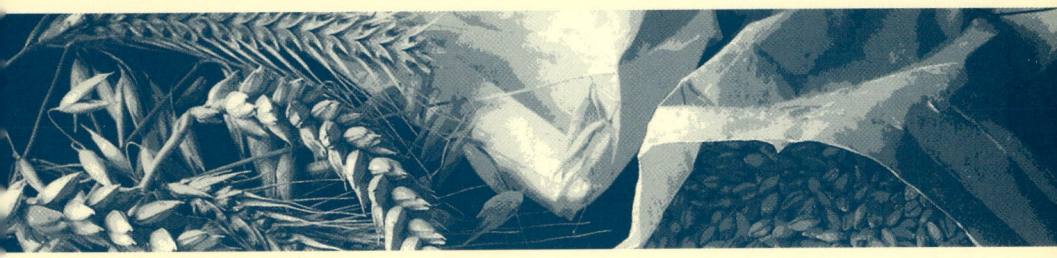

Alkoholfreies Bier: Nicht immer ist »alkoholfreies« Bier wirklich völlig frei von Alkohol. Die Restmenge an Alkohol darf maximal 0,5 % betragen. Der Alkohol wird dem Bier erst nach dem Brauen auf unterschiedliche Weise entzogen. Bis auf den Alkohol ist alkoholfreies bzw. alkoholarmes Bier also richtiges Bier, mit all seinen positiven Wirkungen, außer denen natürlich, die auf den Alkohol zurückzuführen sind.

Alt: Altbier ist nicht etwa besonders altes oder lange gelagertes Bier, was auch unsinnig wäre, denn im Gegensatz zum Wein wird Bier durch Lagern nicht besser. Das »Alt« im Altbier bedeutet, daß dieses Bier nach »alter« Brautradition hergestellt wird. Alt ist obergärig und dunkel. Es kann, je nach Rezept, hopfen-bitter bis malzig-süß sein.

Berliner Weiße: Die Berliner Weiße ist ein obergäriges, hefetrübes Bier. Der säuerliche Geschmack der Berliner Weiße kommt dadurch zustande, daß dem Bier während der Gärung Milchsäurebakterien zugegeben werden. In der Regel gehört zur Berliner Weiße ein Schuß Himbeer- oder Waldmeistersirup. Vor allem im Sommer ist »Berliner Weiße mit Schuß« ein beliebter und erfrischender Durstlöscher.

Bock: Die Stadt Einbeck war lange Zeit – ab dem 14. Jahrhundert – ein Zentrum der Braukunst in Deutschland. Im Jahre 1612 wurde der beste der Einbecker Braumeister vom Münchner Hofbräuhaus abgeworben, der sein Rezept für das Einbecksche Bier mitbrachte. Aus »Einbeck« wurde in München recht bald »Oan Pockisch«, dann »Oan Pock«

und schließlich der »Bock«. Bockbier gibt es als dunkle und helle Variante; es ist ein untergäriges, starkes Bier. Besonders kräftig sind der Doppelbock, der Maibock und der Eisbock.

Diätpils: Bei dieser besonderen Variante des Pilsener wird der Gärprozeß so abgewandelt, daß die Kohlenhydrate möglichst vollständig vergären. Dieses Verfahren macht das Bier kalorienarm, jedoch sehr alkoholhaltig. Der überhöhte Alkoholgehalt wird dann wieder entzogen. Für eine Diät zur Gewichtsreduktion ist Diätbier allerdings nicht geeignet: Es enthält zwar weniger Kalorien, doch die stoffwechselbeschleunigende Wirkung des Alkohols fällt beim Diätbier natürlich weg. Gleichwohl regt es wie normales Bier den Appetit an.

Dinkel: Eine besondere Sorte, bei der Dinkelmalz anstelle von Gerstenmalz verwendet wird. Hildegard von Bingen erachtete Dinkel und das daraus gebraute Bier als besonders wertvoll für die Gesundheit.

Doppelbock: Dunkles, besonders starkes Bockbier, das mit dunklem Malz gebraut wird.

Eisbock: Bockbier, das eingefroren wurde, um ihm Wasser zu entziehen. Das Bier wird dadurch natürlich recht stark und erhält einen besonderen Geschmack.

Export: Untergäriges Bier mit malzigem und im Vergleich zu Pilsener Bieren weniger hopfen-herbem Geschmack. Es gibt die Dortmunder und die Münchner Brauart, wobei letztere neben dem »Export hell« auch das dunkle Export kennt.

Die Münchner Brauart ist weniger verbreitet, malzbetonter und weniger gehopft. Das dunkle Münchener Export ist die »Mutter des Münchener Bieres«, auch wenn heute in München meist Helles gebraut und getrunken wird. Häufig tragen Exportbiere auch Bezeichnungen wie Urhell oder Urwürzig.

Gose: Gose ist ein traditionelles obergäriges, helles Weißbier aus nicht gedarrtem Gersten-, Weizen- und Hafermalz mit Zusatz von Kochsalz und Gewürzkräutern, aber mit wenig Hopfen. Es stammt ursprünglich aus Goslar, sein Name leitet sich von der Gose ab, dem Flüßchen, das Goslar durchfließt. Heute wird es in Leipzig wieder gebraut.

Hirsebier: Vor allem in Afrika wird Bier mit Hirse gebraut, so wie es vor dem Reinheitsgebot auch in Europa üblich war.

Kölsch: Kölsch ist nicht nur der Name der Kölner Mundart, sondern auch des Kölner Bieres. Ein Kölsch ist »blank« (also nicht trübe), hell und obergärig. Üblicherweise trinkt man es aus den sogenannten »Stangen«, schmalen zylindrischen 0,2-Liter-Gläsern. Köln ist weltweit die Stadt mit den meisten Brauereien. Allein im Stadtgebiet gibt es heute 16 Brauereien. Kölsch darf gemäß der Kölsch-Konvention nur in einem bestimmten Umfeld um die Stadt Köln herum gebraut werden. Diese Konvention ist sogar vom Kartellamt anerkannt. Amerikanische »Kölsch«-Brauer, die in Hollywood das sogenannte »Hollywood Blonde« im »Kölsch Style« vertreiben, haben die Rechnung ohne den Wirt gemacht: Die deutschen Kölsch-Brauereien pochen auf ihr Markenrecht und berufen sich darauf, daß die Kölsch-Konvention weltweit gilt.

Kwaß: Das russische Bier wird aus Mehl oder vergorenem Roggenbrot, Malz, auch Zucker, Pfefferminzblättern und Rosinen hergestellt.

Lager: Lagerbier ist das in der Herstellung einfachste und preiswerteste (deswegen aber keineswegs minderwertige!) untergärige Vollbier. Die deutsche Bezeichnung »Lager« hat sich jedoch international eingebürgert.

Lambic: Ein belgisches Bier, das durch spontane Gärung mit wilden Hefen hergestellt wird und erst nach eineinhalb bis zwei Jahren ausschankreif ist. Durch Zugabe von Kirschen während des Gärprozesses entsteht das dunkle und fruchtig schmeckende Kriekbier.

Märzen: Der Name »Märzen-Bier« rührt von der alten Sitte her, untergäriges Bier (welches kühle Temperaturen benötigt) im März zu brauen, damit man es bis in den Spätsommer lagern kann. Für das Märzen wird ein Spezialmalz verwendet, das ihm einen milden, malzigen Geschmack verleiht. Das »klassische« Märzen-Bier ist goldgelb, doch mittlerweile gibt es auch dunkles Märzen.

Mumme: Die »Mumme«, auch Schwarzbier genannt, ist ein Malzextraktbier, das für die Seefahrt gebraut wurde – erstmals 1492 von einem Brauer namens Mumme. In Braunschweig wird die »Braunschweiger Mumme« heute noch gebraut und in Apotheken(!) verkauft.

Pilsator: Der Pilsator ist eine Bierspezialität aus den neuen Bundesländern. Er ist nicht so herb wie Pils und nicht so malzig wie Export.

Pilsener: Pilsener Bier bezeichnet ursprünglich keine Biersorte, sondern eine Brauart, die erstmals im Jahre 1842 im böhmischen Pilsen entwickelt wurde. Helles Malz, weiches Wasser, untergärige Hefe und ein sehr aromatischer Hopfen bilden die Zutaten. Heute ist das Pils das meistgebraute und getrunkene Bier Deutschlands. Pils ist in der Regel hell und goldgelb, wenngleich es heute auch dunkles Pilsener gibt, das mit dunklem Malz gebraut wird.

Privat: Meist nur eine andere Bezeichnung für Export.

Rauchbier: Für die Herstellung von Rauchbier wird das Malz über einem Holzfeuer getrocknet. Dieses Verfahren verleiht dem Bier einen rauchigen Geschmack.

Roggenbier: Beim Roggenbier wird anstelle von Gerstenmalz Roggenmalz und die obergärige Brauweise verwendet.

Sake: Japanisches Reisbier. Auch in anderen Ländern Südostasiens gibt es Reisbiere, z.B. in China (Sam-shu) oder Korea (Suk).

Spezialbiere: Die Spezialbiere sind meist Festbiere, die zu bestimmten Anlässen gebraut werden, z.B. zum Münchner Oktoberfest. Es gibt auch Oster- und Weihnachtsbier. Meist handelt es sich um kräftige untergärige Biere.

Steinbier: Für das Steinbier werden Natursteine über dem offenen Feuer erhitzt und in die Maische getaucht. Der Malzzucker karamelisiert auf der Steinoberfläche. Bei der Nachgärung werden die Steine dann erneut hinzugegeben. Das Besondere an diesem Bier ist der rauchige Geschmack, ähnlich wie beim Rauchbier.

Trapistenbier: Sehr starke obergärige Biere, die in den heute noch bestehenden sechs Trapisten-Klöstern gebraut werden. Fünf dieser Klöster liegen in Belgien, das sechste in den Niederlanden. Das belgische Triple-Trapiste ist eines der stärksten Biere.

Weizen: Weizen, auch »Weißbier« genannt, entsteht unter Verwendung von Weizenmalz anstelle von Gerstenmalz. Die stärker gefilterte, klare Variante heißt auch »Kristallweizen«, die Variante, bei der Hefepartikel im Bier belassen werden, wird »hefetrüb« oder »Hefeweizen« genannt. Weizen gibt es als besondere Spezialität auch dunkel, also mit dunklem Weizenmalz gebraut, was zu der kuriosen Bezeichnung »dunkles Weißbier« führt.

Weizenbock: Bockbier, welches unter Verwendung von Weizenmalz gebraut wird. Je nachdem welches Malz verwendet wird, erhält man dunkles oder helles Weizenbock.

Das wohltemperierte Bier

Ein Bier entfaltet seinen Geschmack nur zu einer bestimmten Temperatur optimal. Einen wichtigen Unterschied sollten Sie deshalb unbedingt berücksichtigen: Untergäriges Bier wird kälter getrunken als obergäriges Bier. Die optimale Temperatur liegt für obergärige Biere um 12 °C (etwa die Temperatur eines unbeheizten Kellers) und für untergärige Biere zwischen 7 und 10 °C (Kühlschranktemperatur bei normaler Einstellung). Die Temperatur ist für den Geschmack sehr wichtig, und unsere Geschmacksnerven reagieren sehr sensibel auf Temperaturunterschiede.

Lagerung und Haltbarkeit

Bier ist ein sehr lebendiges Getränk, was aber leider auch heißt, daß es nicht unbegrenzt haltbar ist, im Schnitt etwa drei (Faß) bis sechs (Flasche) Monate. Als Faustregel für den Geschmack gilt:
• bis 2 Wochen für obergärige Biere
• bis 6 Wochen für untergärige Biere
Nach Ablauf dieser Zeit ist das Bier zwar noch nicht verdorben, aber es muß mit Geschmackseinbußen gerechnet werden.
Auch bei der Lagerung des Bieres gibt es ein paar Dinge, auf die Sie achten sollten, damit sich das Bier möglichst frisch hält und nichts von seinem Geschmack verliert:

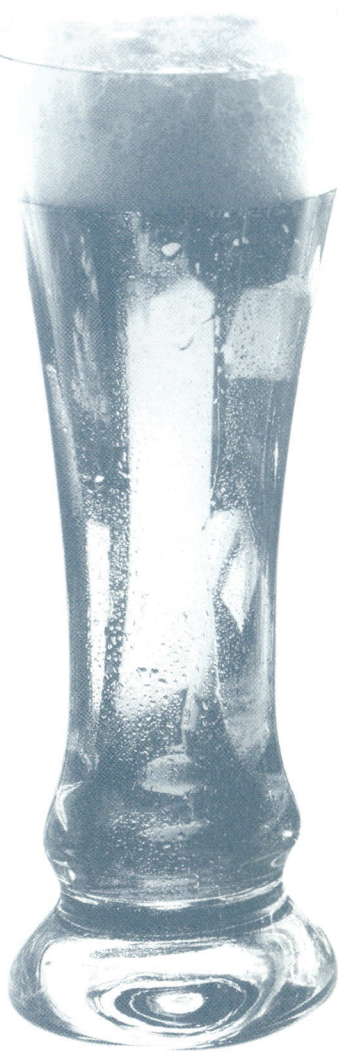

• **Temperatur:** auf jeden Fall sollte Bier kühl aufbewahrt werden, am besten bei der Temperatur, mit der es später serviert werden soll.

• **Sonnenlicht:** Bier ist relativ lichtempfindlich und verändert seinen Geschmack, sein Aussehen und seine Zusammensetzung, wenn es zu lange dem Sonnenlicht ausgesetzt wird: Deshalb wird Bier im Handel nur in braunen oder grünen Flaschen angeboten, die das Licht filtern. Trotzdem sollten Sie Ihre Bierflaschen nicht an einem allzu hellen Standort lagern.

• **Lagerung:** Bierflaschen sollten möglichst aufrecht gelagert werden. Damit bleibt das Bier länger haltbar, denn die sich absetzenden Schwebstoffe bieten am Flaschenboden eine geringere Angriffsfläche für chemische Veränderungen der wertvollen Inhaltsstoffe. Am besten lagern Sie Bier (vor allem obergäriges) in dunklen, kühlen Räumen, z. B. im Keller. Die kühler zu genießenden Biere sind auch im Kühlschrank (bei 8 °C) gut aufgehoben; allerdings sollte es nicht der häufig benutzte Kühlschrank in der Küche sein.

Flüssige Bierspezialitäten

Russ'n-Maß

1/2 l Weizenbier
1/2 l Limonade

Obwohl der Name anderes
vermuten läßt, dürfte dieses
Biergetränk in Osteuropa
wohl noch weitgehend unbe-
kannt sein. Ganz anders
dagegen in Bayern, wo es in
den Biergärten in und um
München zu Hause ist. Die
Russ'n-Maß ist ein gutes
Getränk für die Erholungs-
phase nach dem Sport.

Laterndl

1 l helles Bier
2 cl Kirschlikör

Das Auge ißt nicht nur mit,
es möchte auch mittrinken.
Ein Laterndl ist ein Fest für
die Augen. Sie füllen den
Kirschlikör eines gefüllten
Schnapsglases in einen Maß-
krug und schenken dann vorsichtig das Bier ein. Jetzt
»leuchtet« eine rote Laterne
im Bierglas. Rote Schlieren
steigen auf und vermischen
sich ganz allmählich mit dem
Bier. Und kaum zu glauben:
Das Laterndl schmeckt auch
noch hervorragend.

Churchill

1/2 l Pils
5 cl Campari

Angeblich soll der berühmte
britische Staatsmann Sir
Winston Churchill nicht nur
gerne dicke Zigarren
geraucht, sondern auch eine
Bierspezialität erfunden
haben, die zwar nicht
»typisch britisch« ist, aber
zumindest exzentrisch.

Fruchtbier

1/2 l helles Bier
1/4 l Apfelsaft
1/4 l Mango-, Kirsch- oder
Johannisbeersaft

Eine besonders fruchtige
Variante. Vielleicht schmeckt
Ihnen das Fruchtbier ja sogar
noch besser als Bier pur?

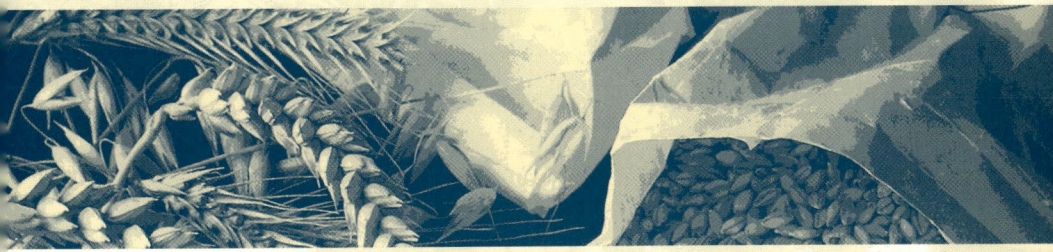

Bier-Joghurt-Drink

1/8 l Bier
125 g Joghurt
2 TL Honig
1 Zitrone

Auch dieser Drink ist etwas
für gesundheitsbewußte Menschen. Insbesondere bei
Erkältungskrankheiten
erweist sich der Bier-Joghurt-
Drink als sehr wohltuend.
Aber warten Sie nicht erst,
bis Sie krank werden. Probie-
ren Sie es vorher schon einmal aus. Es ist ganz einfach:
Zitrone auspressen, alles
kurz in den Mixer und fertig!

Kochen mit Bier

Bayrische Biersuppe

1 l helles Bier
3 EL Wasser
2 Eigelb
3 TL Mehl
2 TL Semmelbrösel
1/2 Zitrone
3 Stück braunen Würfelzucker
1 Zimtstange
1 Gewürznelke
1 Prise Salz
1 Prise Pfeffer

Waschen Sie die Zitrone und reiben Sie dann die Zuckerwürfel
kräftig an der Schale. Geben Sie dann das Bier, den Zucker
und die Gewürze in einen Topf, und lassen Sie das Ganze aufkochen.
Nehmen Sie die Hitze zurück und geben Sie unter Rühren
Mehl, Semmelbrösel und Wasser dazu. Erhöhen Sie die Hitze
nun wieder, und rühren Sie die Suppe, bis sie sämig ist. Geben
Sie abschließend einen Spritzer Zitronensaft dazu.
Nehmen Sie den Topf vom Herd, und gießen Sie die Suppe
durch ein Sieb. Rühren Sie nun noch das Eigelb mit einem
Schneebesen unter – nun können Sie die Suppe servieren!

Österreichische Biersuppe

1 l Dunkelbier
2 El Mehl
3 Eigelb
100 ml Vollmilch
1 TL Honig

Geben Sie die Milch in einen Topf, und erwärmen Sie sie leicht. Rühren Sie dann Mehl und Eigelb hinzu, bis die Mischung glatt und ohne Klumpen ist. Schalten Sie den Herd nun auf eine höhere Stufe, und geben Sie unter ständigem Rühren das Bier hinzu. Rühren Sie solange weiter, bis die Suppe dicker wird. Rühren Sie anschließend auch den Honig ein.
Die Suppe sollte zwar heiß werden, darf aber nicht kochen! Lassen Sie die Suppe zum Schluß noch mindestens fünf Minuten lang ziehen, damit sich die Aromen gut entfalten können.

Österreichischer Bierschinken

1 kg Schinken
1/2 l Dunkelbier
1/8 l Wasser
1 EL saure Sahne
50 g Butter
50 g Mehl
3 Zwiebeln
1 TL mittelscharfer Senf
je 1 Prise weißer Pfeffer, schwarzer Pfeffer, Salz
1/2 TL Kümmel

Bestreichen Sie den Schinken dünn mit Senf. Schneiden Sie die Zwiebel in Ringe, legen Sie diese auf den Schinken. Schieben Sie anschließend den Schinken auf dem Bratrost in den Ofen.
Schieben Sie unter den Bratrost die Fettpfanne. Geben Sie nun etwa ein Drittel des Bieres über den Schinken, dann stellen Sie den Ofen auf 200 °C. Der Schinken braucht ca. zwei Stunden. Übergießen Sie zwischendurch den Schinken noch zweimal mit dem restlichen Bier.
Anschließend müssen Sie nur noch die Sauce zubereiten: Geben Sie das Wasser, den Kümmel und den Bierbratensaft aus der Fettpfanne in einen Topf, rühren Sie Butter und Mehl ein und schmecken Sie mit Pfeffer und Salz ab.
Der Österreichische Bierschinken eignet sich als Vorspeise, aber auch als Hauptgericht.

Tiroler Bierfleisch

*600 g mageres Schweine-
fleisch
1/4 l dunkles Bier
2 rote Zwiebeln
2 EL Semmelbrösel
50 g Bratenfett
1 Knoblauchzehe
Salz, Pfeffer, Paprika*

Erhitzen Sie das Fett, und
bräunen Sie die zuvor gewür-
felten Zwiebeln in der Pfanne
leicht an. Gießen Sie etwas
Bier dazu, und geben Sie
dann das ebenfalls gewürfel-
te Fleisch sowie die fein
gehackte Knoblauchzehe in
die Pfanne. Geben Sie nun
auch die Semmelbrösel hinzu. Gießen Sie das restliche
Bier hinzu und würzen
Sie mit Pfeffer, Paprika, Salz
(sparsam).
Decken Sie die Pfanne ab,
und lassen Sie das Ganze ca.
20 Minuten lang bei geringer
Hitze ziehen.
Servieren Sie das Bierfleisch
mit Salzkartoffeln.

Französisches Biergemüse

*1/4 l helles Bier
1 Blumenkohl
3 Zucchini
3 Tomaten
2 rote Zwiebeln
1 Salatgurke
250 g Crème fraîche
50 g Butter
Salz, weißer Pfeffer*

Schälen Sie die Zucchini, Tomaten, Gurke und Zwiebeln, und
schneiden Sie sie in Würfel. Blumenkohlröschen und Zucchini
blanchieren Sie in drei Liter kochendem Salzwasser; die Zwiebeln schmoren Sie in der Butter kurz in einem großen Topf,
bis sie glasig werden.
Dann geben Sie die Tomaten hinzu und lassen sie fünf Minuten lang kochen. Jetzt kommt das restliche Gemüse dazu –
und das Bier. Lassen Sie das Ganze bei mittlerer Hitze ca.
15 Minuten lang kochen und würzen Sie vorsichtig mit Salz
und Pfeffer.
Nach dem Kochen verteilen Sie das Biergemüse auf 6–8
Schälchen, geben Crème fraîche darüber und stellen die
Schälchen zum Überbacken für 8 Minuten in den Ofen.

Böhmische Bierente

1 ganze Ente (ca. 2 kg)
1/2 l helles Bier
50 g Butter
2 rote Zwiebeln
1 Apfel
2 Nelken
3 EL süße Sahne
150 g frische Champignons
1 EL Mehl
1 TL Kümmel
Pfeffer, Salz

Reiben Sie die gewaschene Ente mit Pfeffer, Salz und Kümmel ein, und geben Sie sie in eine große, mit der Butter eingefettete Kasserolle. Schälen Sie den Apfel und die Zwiebeln, vierteln Sie sie, und geben Sie sie zusammen mit den Nelken zu der Ente. Gießen Sie das Bier darüber, und lassen Sie die Ente im Saft bei 180 °C 2 bis 2 1/2 Stunden garen.
Verfeinern Sie den Bratensaft, indem Sie die gedünsteten Pilze, die Sahne und etwas Mehl hinzugeben und das Ganze noch einmal kurz aufkochen lassen. Traditionell gehören zur Bierente Rotkraut und Kartoffelknödel – und natürlich ein Bier.

Bierteig

Bierteig können Sie für vielerlei leckere Köstlichkeiten verwenden. Insbesondere Pilze, Weinbergschnecken, Scampi, Auberginen- oder Zucchinischeiben schmecken hervorragend in einem Mantel aus Bierteig. Einfach durch den Bierteig ziehen und in heißem Fett goldgelb ausbacken.

Für den Bierteig benötigen Sie:
200 g Mehl
1/8 l helles Bier
2 Eier
Zucker, Salz

Trennen Sie die Eier in Dotter und Eiklar. Verrühren Sie das Bier, das Mehl und das Eigelb zu einem Teig. Geben Sie noch eine Prise Salz und Zucker hinzu.
Wenn der Teig die richtige Konsistenz hat, lassen Sie ihn einige Minuten ruhen. In dieser Zeit schlagen Sie das Eiklar zu Eischnee, den Sie dann vorsichtig unterziehen. Nun können Sie den Teig für Ihre Kreationen verwenden.
Besonders gut schmecken Speisen mit Bierteig übrigens, wenn Sie dazu dasselbe Bier servieren, mit dem Sie den Teig bereitet haben!

Bierdesserts

Bierstrudel

1/8 l helles Bier
1/8 l süße Sahne
1 kg süße Äpfel
250 g Mehl
100 g Zucker
75 g Butter
50 g Rosinen
20 g Pflanzenöl
1 Ei
1 EL Wasser
1 EL Puderzucker
1 Prise Salz
1 EL Zimt

Geben Sie das Mehl, die Butter, 3/4 von dem Öl und das Ei
sowie eine Prise Salz in eine Knetschüssel, schütten Sie etwas
Bier und Wasser dazu, und kneten Sie den Teig kräftig durch.
Geben Sie nach und nach soviel Bier und Wasser dazu, bis der
Teig elastisch, fein und glatt wird.
Den fertigen Teig formen Sie zu einer Rolle und lassen ihn in
einem warmen, abgedeckten Gefäß eine Weile (mindestens 1/2
Stunde) ruhen. In dieser Zeit können Sie die Äpfel waschen,
schälen und in sehr feine Scheiben schneiden.
Rollen Sie dann den Teig hauchdünn aus. Die dabei stehen-
bleibenden dickeren Ränder schneiden Sie ab. Verteilen Sie
die Apfelscheiben auf dem Teig, und streuen Sie Rosinen,
Zucker und Zimt darüber.
Schlagen Sie die Sahne und streichen Sie sie gleichmäßig
über das Ganze. Nun müssen Sie den belegten Teig nur noch
zusammenrollen (das ist oft der schwierigste Teil) und im Ofen
auf einem eingefetteten Backblech bei 200 °C goldbraun
backen. Vor dem Servieren streuen Sie noch den Puderzucker
über Ihren Bierstrudel.

Bier-Mokka-Creme

3 Tassen Mokka (oder starker Kaffee)
1/8 l Dunkelbier
2 cl Mokkalikör
2 Eigelb
4 Eiweiß
1 Blatt Gelatine
250 g Crème fraîche
1 EL Gelierzucker
5 cl Zuckersirup

Geben Sie Kaffee, Likör und Bier in einen Topf, und
bringen Sie die Mischung zum Kochen. Schlagen Sie
das Eigelb schaumig, und rühren Sie die heiße Bier-
Kaffee-Mischung unter.
Geben Sie die zuvor in Wasser eingeweichte Gelatine
dazu und verrühren Sie die Mischung, bis sie kalt und
fest ist.
Schlagen Sie nun das Eiweiß zu Eischnee, und geben
Sie unter ständigem Rühren heißen Zuckersirup und
dann den Gelierzucker dazu.
Vermischen Sie alles nun noch vorsichtig mit der
Crème fraîche. Stellen Sie die Creme mindestens zwei
Stunden kalt, bevor Sie sie servieren.

Welches Bier zum Essen?

Braten	Pils, Lager, Kölsch, Alt
Eintopf	Lager, Kölsch, Alt
Fisch, gekocht	Weißbier, Pils
Fisch, gebraten	Lager
Fisch, eingelegt	Kölsch
Geflügel	Weißbier
Käse, mild	Lager, Weißbier
Käse, würzig	Bockbier, Kölsch, Alt
Meeresfrüchte	Pils, Weißbier
Steaks	dunkles Bockbier
Wild	Bockbier

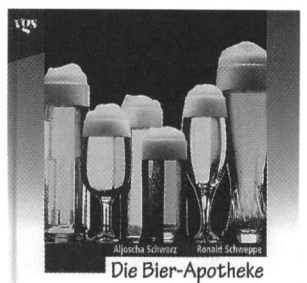

Die Bier-Apotheke

Wollen Sie mehr
zum Thema Bier und
Wohlbefinden
erfahren?

Weitere Informationen
und Rezepte finden Sie
in unserem ausführlicheren
Programm-Titel:

A. Schwarz & R. Schweppe
Die Bier-Apotheke

Die Deutsche Bibliothek – CIP-Einheitsaufnahme
Schwarz, Aljoscha: Gesund und schön mit Bier / Aljoscha Schwarz &
Ronald Schweppe. -
Köln : vgs, 2000 (Light & easy) ISBN 3-8025-1413-0

Redaktion: Martina Weihe-Reckewitz
Lektorat: Petra Flocke
Produktion: Annette Hillig
Umschlaggestaltung und Reihenkonzeption: Alex Ziegler
Layout und Satz: Veronika Richter
Umschlagfoto: Sens, Köln
Übrige Fotos: S. 19 unten, 21: Rolf Brunsendorf;
S. 4/5 oben, 9, 18, 32, 33, 42/43, 46: Cornelis Gollhardt, Köln
u. Stephan Wieland, Düsseldorf;
alle übrigen Fotos: Deutscher Brauer-Bund e. V. Bonn
Printed in Italy
ISBN 3-8025-1416-5

Besuchen Sie unsere Homepage im WWW: http://www.vgs.de